GUIDE

DE

L'ÉTRANGER

aux

EAUX MINÉRALES SALINES

DE

LONS-LE-SAUNIER ET DANS LES ENVIRONS,

PAR M. E. S.

Prix : 1 franc.

LONS-LE-SAUNIER,

IMPRIMERIE ET LITHOGRAPHIE DE F. GAUTHIER.

1849.

NOTICE

SUR

LES EAUX MINÉRALES SALINES

de

Lons-le-Saunier (Jura), et sur les Environs.

NOTICE

SUR LES

EAUX MINÉRALES SALINES

de

LONS-LE-SAUNIER

ET SUR LES ENVIRONS.

PAR M. E. S-

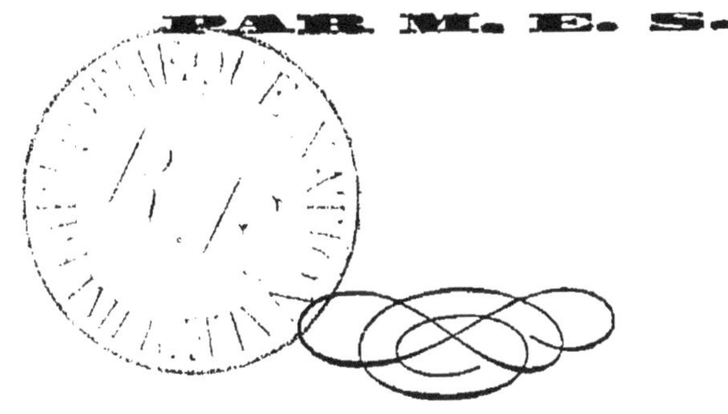

LONS-LE-SAUNIER,

IMPRIMERIE ET LITHOGRAPHIE DE F. GAUTHIER.

—

1849.

AVANT-PROPOS.

L'étude des eaux minérales, tant négligée il y a peu d'années encore, a reçu de nos jours une impulsion qui ne tend qu'à s'accroître.

Les progrès de la chimie, en nous fournissant des données plus certaines sur la composition des eaux et les méthodes d'observation plus rigoureuses ; en nous faisant connaître les changements que subit l'organisme sous l'influence de ces agents médicamenteux, ont dissipé les préventions qui existaient même chez beaucoup de médecins contre l'emploi de cette précieuse ressource thérapeutique.

Le développement du goût des voyages a été et sera toujours favorable aux eaux minérales, et celles situées sur le trajet des grandes directions suivies par les touristes et les voyageurs d'agrément, en ont profité le plus.

Nulle part les touristes et les malades ne trouveront une localité où le climat tempéré et la beauté des sites environnant la ville de Lons-le-Saunier leur offriraient les avantages et les agréments qu'on rencontre à chaque pas dans cette partie pittoresque du Jura.

1

Un de ces avantages qui n'est pas à dédaigner de nos jours, c'est que le choléra n'y est connu que de nom ; ce fléau n'a jamais paru dans le Jura ; sa position géographique paraît l'en préserver.

Aussi cette question est résolue affirmativement aujourd'hui par la présence de nombreux étrangers que cette sécurité amène dans la ville de Lons-le-Saunier pour se mettre à l'abri du fléau.

Aux eaux minérales de Lons-le-Saunier, dont la réputation est ancienne, puisque l'on retrouve les bains que les Romains y firent construire lors de leur conquête par Jules-César, l'on y en joindra probablement d'autres par suite de forage de puits et de la grande quantité de sources que renferme la localité.

D'ailleurs, l'intensité de leur minéralisation, et l'énergie de leur action dans certains états morbides, promettent à ces eaux de prendre l'un des premiers rangs parmi les eaux minérales de France, et même d'Allemagne.

Les eaux de Lons-le-Saunier, enfouies et oubliées depuis les Romains, commencent à peine à être appréciées ; elles méritent qu'on les étudie davantage, et c'est dans ce but, et dans l'intérêt de tous, que l'on écrit ces quelques lignes, afin d'attirer l'attention des médecins et des personnes qui s'intéressent au bien-être de l'humanité et à la prospérité du pays.

CONSIDÉRATIONS GÉNÉRALES

SUR

L'ACTION PHARMACO-DYNAMIQUE

DES EAUX DE LONS-LE-SAUNIER (Jura).

Les eaux minérales sont presque toujours des médicaments très composés , renfermant chacun plusieurs principes actifs. C'est suivant que l'un ou l'autre de ces derniers prédomine dans une eau , qu'on la range dans telle ou telle des classes admises par les balnéographes. Il est quelquefois difficile de dire au juste, d'abord, quelle sera l'action d'une source nouvellement découverte et analysée ; on ne sait pas quel est celui des principes constituants qui manifestera le plus d'énergie ; d'ailleurs, la chimie n'ayant pas encore atteint ses dernières limites, il existe peut-être dans les eaux minérales des substances qui lui ont échappé jusqu'à présent et qu'elle découvrira un jour.

Peut-être aussi que des différences dans la combinaison moléculaire des eaux naturelles, inappréciables à nos moyens d'investigation actuelle, peuvent entraîner des mo - difications dans leur mode d'action sur l'économie animale.

Il n'en est pas moins vrai que, pour apprécier l'effet probable d'une eau minérale, l'analyse chimique est d'un grand secours.

L'analogie de composition avec d'autres eaux déjà connues peut également fournir des éléments d'appréciation. Mais nos connaissances ne seront positives qu'alors que des expériences directes auront appris quel rang devra occuper la source minérale de Lons-le-Saunier dans le cadre de la matière médicale.

La certitude de son efficacité est reconnue aujourd'hui et prouvée par un grand nombre de cures extraordinaires; des maladies, qui avaient résisté jusqu'alors à tous les moyens médicaux, ont disparu par l'usage interne des eaux. Beaucoup de personnes notables à Lons-le-Saunier, et aux environs, sont là comme preuve vivante de la valeur de ces eaux et de leur effet certain.

La découverte des sources d'eau salée et minérale à Lons-le-Saunier est antérieure même, comme on l'a dit, à la conquête du pays par les Romains. Depuis eux, le sel de cuisine a seul été extrait de différents puits que le gouvernement avait fait creuser et mis en exploitation.

Depuis long-temps aussi, on y fabriquait des sels de Globert et d'Epsum pour l'usage de la médecine, et dont les anciennes salines tiraient un grand produit.

Le sel de cuisine se fabriquait au moyen d'eau salée que l'on extrayait des puits, que l'on faisait ensuite monter à une certaine hauteur dans des bâtiments construits *ad hoc*, et dont l'eau salée, tombant sur des épines, y laissait les parties qui lui étaient étrangères.

De ces bâtiments, l'eau salée, dégagée de ces mêmes parties étrangères, était conduite dans des chaudières, où, par la cuisson et l'évaporation, le sel s'y formait au fond, et en était retiré pour être ensuite livré à la consommation.

Aujourd'hui, cette ancienne méthode, dispendieuse et moins productive sous le rapport de la quantité et de la qualité du sel, est remplacée par l'extraction du sel gemme en dissolution qui, à un degré suffisant de salaison, économise beaucoup de combustibles, de main-d'œuvre, de bâtiments d'épuration et autres frais accessoires.

Néanmoins, l'eau salée est toujours conduite dans des chaudières, où elle est évaporée au moyen du feu, et produit un sel d'une blancheur éclatante, ne laissant rien à désirer sous le rapport du goût et du degré de salaison.

Ces différentes innovations et améliorations sont dues au génie, à l'intelligence et à la bonne administration de M. de Grimaldi, acquéreur de l'État des salines de l'*Est*.

Le bon ordre, les soins et l'activité de M. Parnet, directeur actuel des salines de Montmorot, ancien ingénieur du cadastre du Jura, contrôleur des fabriques de produits chimiques fondées dans les salines de Dieuze (Meurthe) par son beau-père, M. Carny, contribuent aussi puissamment à la bonne fabrication et au grand débit qui s'en fait tant en France qu'à l'étranger.

Nos lecteurs nous sauront gré, sans doute, de reproduire la biographie de M. Carny, telle que nous la trouvons dans la *Revue du travail, journal mensuel des classes laborieuses*, rédigé par des hommes spéciaux, sous la direction de M. l'abbé de Dreuille, à Paris, à la maison des ouvriers, rue J.-J. Rousseau, n.° 5.

Nos lecteurs trouveront cette biographie à la fin de la partie médicale de cet ouvrage, et avant la notice sur la ville de Lons-le-Saunier.

Pour visiter les salines de Montmorot, l'étranger n'aura qu'à s'adresser à M. Parnet, directeur, dont la politesse et l'affabilité ne laissent rien à désirer.

Le puits salé de Lons-le-Saunier ayant donc été abandonné par suite de l'extraction du sel gemme en dissolution, faite dans d'autres puits que M. de Grimaldi a fait forer depuis son acquisition, M. Dumalanède, amodiateur actuel de ce puits, a fait faire une analyse chimique des eaux sur une grande quantité.

Toutes les questions chimiques médicales, ayant été traitées par des praticiens habiles et expérimentés, devront être appréciées à leur juste valeur, et comprises comme elles le méritent.

D'ailleurs, les nombreuses expériences qu'ils ont faites des eaux minérales salines de Lons-le-Saunier leur ont prouvé de quelle efficacité elles sont dans les différents cas de maladies qu'ils ont décrits dans cet ouvrage.

Les résultats de l'analyse chimique sont :

Un litre d'eau contient :

	grammes.
Chlorure sodique. . . .	10,29804
À reporter. .	10,29804

Report. . . .	10,29804
Sulfate sodique	0,05662
Chlorure magnésique. . .	1,00925
Chlorure calcique. . . .	1,09030
Carbonate calcique . . .	1,56120
Carbonate magnésique . .	0,35825
Carbonate ferreux. . . .	0,12440
Silice	0,04828
Acide carbonique libre . .	2,30024
Acide sulfurique	0,84256
Total des substances fixes et volatiles	17,68914

Il s'y trouve aussi de l'iode, mais en petite quantité.

L'acide carbonique paraît être fortement combiné à l'eau, car ce gaz ne s'en échappe pas même complètement lorsque l'on remue celle-ci et qu'on la laisse reposer.

La saveur de l'eau est un peu piquante, salée, faiblement amère , ne laissant aucun mauvais goût dans la bouche lorsqu'elle est avalée ; elle ne donne même aucune nausée.

Les eaux minérales de Lons-le-Saunier renferment , comme on l'a vu, du gaz acide carbonique, des substances salines et du fer; elles sont par conséquent acidules, salines et ferrugineuses. Parmi les sources tant thermales que froides, qui, par leur composition, se rapprochent le plus de celle de Lons-le-Saunier, mais en diffèrent toutes par une proportion bien plus petite de principes salins et d'acide carbonique, nous ne connaissons que Bourbonne-les-Bains, à Wisbaden, grand-duché de Nassau, et Hombourg-Hesse, Mons.

Ce qu'il importe de connaître, et ce que l'on a remarqué depuis quelques années, ce sont les phénomènes produits par les eaux minérales de Lons-le-Saunier.

L'eau, prise à la dose de quelques verres, détermine une sensation agréable de chaleur à l'estomac , excite cet organe, les intestins et les glandes du bas-ventre, augmente leurs sécrétions, et produit par là des évacuations alvines et une diurèse plus abondante.

Elle imprime une activité plus grande à la nutrition et à l'assimilation, et par là réagit sur tout l'organisme : le pouls s'accélère légèrement et devient plus fort, plus développé, la respiration plus fréquente, les mouvements musculaires plus libres, plus énergiques ; les sécrétions des muqueuses respiratoires et génitales sont souvent augmentées.

Les effets de l'eau sur le système nerveux ne sont que secondaires ; en régularisant les fonctions digestives, en activant l'assimilation , elle diminue la surexcitation nerveuse.

Les bains enfin ont un double effet :

La partie de l'eau qui est absorbée porte son action sur les organes internes, et augmente surtout la diurèse par son contact prolongé avec la peau; l'eau, par sa partie salée, produit, pendant les premiers bains, une stimulation légère de cet organe, qui donne une sensation de chaleur agréable.

Lorsqu'on continue l'usage des bains , l'irritation de l'enveloppe cutanée devient quelquefois plus forte, il s'y développe de la rougeur, de l'ardeur et de la démangeaison qui se dissipent au bout d'un certain temps.

Ce phénomène s'observe plus fréquemment sur les personnes qui ont la peau blanche et fine, que sur celles qui sont brunes et dont la peau est peu irritable.

Cela n'est dû qu'à l'action irritante locale des principes contenus dans l'eau, et non à un mouvement critique qu'on n'observe point pendant la cure, à moins qu'on ne veuille décorer de ce nom les évacuations alvines plus copieuses et plus foncées en couleurs, qui ont lieu quelques jours après le commencement de l'usage intérieur de l'eau.

Aux effets des bains dûs à l'action des principes minéralisateurs des eaux de Lons-le-Saunier, se joignent, comme de naturel, ceux produits par l'absorption de l'eau même, et par la température dans laquelle le corps se trouve plongé.

INDICATION DES MALADIES

auxquelles

LES EAUX DE LONS-LE-SAUNIER

procurent du soulagement,

OU QU'ELLES GUÉRISSENT COMPLÈTEMENT.

Les considérations qui précèdent peuvent faire prévoir quelles sont les maladies dans lesquelles les eaux pourront être employées avec succès ; quelles sont celles où ces eaux sont formellement contre-indiquées. Elles conviendront dans les cas où il s'agira de modifier les fonctions perverties de l'estomac et des intestins en portant une stimulation particulière sur ces organes ; lorsqu'il faudra activer la circulation abdominale, exciter les organes sécréteurs, régulariser la nutrition et l'assimilation.

Il faudra éviter l'usage de ces eaux dans toutes les maladies inflammatoires aiguës, dans les cas où des inflammations chroniques ont une grande tendance à reprendre de l'acuité, dans ceux où les viscères sont atteints de désorganisation grave dont les progrès sont ordinairement hâtés par tout ce qui accélère la circulation.

Par la même raison, les individus lymphatiques, bouffis, peu impressionnables, sont plus propres aux eaux de Lons-le-Saunier que les sujets sanguins, chez lesquels leur action doit être surveillée, et quelquefois modifiée par l'emploi simultané d'autres moyens, tels que saignées et applications de sangsues, etc., etc.; d'où il résulte que les personnes qui prennent les eaux doivent se confier aux soins d'un médecin de la localité, une conduite contraire pouvant quelquefois avoir des conséquences fâcheuses.

Passons maintenant aux maladies spéciales dans lesquelles on se sert des eaux de Lons-le-Saunier.

I. (DYSPEPSIE.) Constipations habituelles.

L'on comprend sous le premier nom les différentes variétés d'un même état morbide caractérisé par la difficulté avec laquelle se fait la digestion et la sensation pénible qui l'accompagne. Peu de temps après avoir ingéré les aliments, les malades éprouvent une pesanteur, une plénitude dans la région de l'estomac; ils sont obligés d'ouvrir leurs habits qui les gênent. Cette sensation passe même à l'état de douleur (cardialgie); tantôt des renvois et des régurgitations acides se manifestent; tantôt c'est un développement de gaz qui a lieu dans l'estomac (dyspepsie flatulente); et les malades ne sont soulagés de leur pesanteur épigastrique qu'après l'émission, par la bouche, d'une grande quantité de gaz inodore. Cet état s'accompagne souvent des constipations habituelles et s'observe surtout chez les personnes qui mènent une vie sédentaire, exercent plus leurs facultés intellectuelles que leurs forces physiques.

Dans ces cas, l'usage interne des eaux de Lons-le-Saunier est d'une efficacité presque constante, surtout lorsqu'elle est prise à la source; alors, l'air vif, le mouvement, la distraction, l'absence des affaires, concourent à augmenter l'action du médicament. Il en est de même lorsque le mouvement vermiculaire des intestins n'est pas assez vif, et qu'il en résulte des constipations habituelles sans trouble des fonctions de l'estomac.

II. Vers intestinaux.

Les vers intestinaux sont expulsés pendant l'usage des eaux, soit que celles-ci n'agissent que par leur effet purgatif, soit que les principes salins qui y sont contenus impressionnent désagréablement les parasites.

Elles conviendront, par conséquent, non dans les cas d'helminthiase récente, qu'on guérit plus simplement et à moins de frais, mais chez les individus chez lesquels la disposition aux vers est tellement prononcée, que ceux-ci se reproduisent toujours et occasionnent un état de langueur de toute l'économie.

L'état particulier du canal intestinal, qui donne lieu à cette disposition, exige une médication stimulante et tonique, combinée aux moyens évacuants, l'eau de la source minérale de Lons-le-Saunier réunissant toutes ces propriétés.

III. (**HÉMORRHOÏDES.**) Flux hémorrhoïdal.

La congestion de sang dans les vaisseaux hémorrhoïdaux, l'écoulement de sang par ces vaisseaux, donnent lieu à différents accidents. Certains individus sont affectés de dyspepsie, de constipation, de douleurs à l'anus, surtout pendant la défécation, d'une irritabilité nerveuse très grande. Tous ces symptômes disparaissent dès qu'il se fait un écoulement de sang par les vaisseaux hémorrhoïdaux. D'autres sont sujets à des flux de sang par l'anus, revenant à des périodes plus ou moins fixes. Ces écoulements tardent-ils trop, des congestions se forment dans d'autres organes, et il peut en résulter des accidents graves, tels que des apoplexies, des hémoptysies, des hématémèses, etc., etc.

L'on concevra donc facilement quelle peut être dans ces cas l'utilité des eaux de Lons-le-Saunier.

IV. Engorgement du foie et de la rate. — Ictère. — Calculs biliaires.

Il est extrêmement difficile, souvent même impossible, de déterminer si un foie ou une rate sont simplement engorgés par stase sanguine ou tuméfaction de leur tissu, ou si déjà il y a altération plus profonde, dégénérescence de l'organe; et cependant c'est de cette détermination que dépendra l'indication ou la contre-indication des eaux de Lons-le-Saunier.

En stimulant les intestins et les parties qui y aboutissent, en activant les sécrétions et la circulation, elles combattent

la stase sanguine et la tuméfaction des viscères abdominaux; et l'on conçoit tout aussi bien l'action de cette eau
minérale dans les engorgements viscéraux , les hépatites
chroniques, que celle de certains gargarismes stimulants
dans les tuméfactions des amygdales ou des collyres irri-
tants, dans les ophthalmies chroniques.

Les eaux de Lons-le-Saunier agissent ici dans le même
sens, et mieux que les autres fondants, les extraits végétaux
et les sels, qu'on emploie si souvent dans ces cas.

La dégénérescence squirrheuse ou cancéreuse du foie
est toujours exaspérée, hâtée dans sa marche par l'emploi des excitants, qui, par conséquent, doivent être bannis
du traitement; les eaux stimulantes sont comprises dans
cette proscription; leur emploi inconsidéré pourrait augmenter les douleurs existantes ou en faire naître de nouvelles.

Lorsque l'ictère dépend d'une cause organique pareille,
il ne sera guéri par aucun moyen; la jaunisse simple, par
contre, se dissipe généralement très vite sous l'influence
des eaux de Lons-le-Saunier.

L'on prétend aussi que ces eaux sont très efficaces contre
les calculs biliaires, qu'elles évacuent sous forme concrète,
ou ramollis, et divisés en fragments.

V. Aménorrhée. — Chlorose.

L'absence ou la suppression de la menstruation peuvent
être dues à différentes causes, et le même remède ne sau-
rait toujours les guérir.

Les eaux de Lons-le-Saunier conviennent lorsque les
malades ne seront pas trop pléthoriques, qu'il leur faut un
moyen qui accélère la circulation, active la nutrition, et,
en même temps, porte le sang vers les vaisseaux du petit
bassin. Quelquefois, pour arriver à son but, le médecin
sera obligé, après avoir fait boire de l'eau minérale de Lons-
le-Saunier pendant quelque temps, de faire appliquer des
sangsues aux aines ou aux parties génitales, d'ordonner
des bains de siége ou de vapeurs, afin de provoquer l'é-

coulement menstruel, et de dégorger les vaisseaux honteux
congestionnés par l'effet des eaux.

Ce même traitement régularise la menstruation lorsqu'un
état d'irritation de la matrice empêche le sang d'être éva-
cué. Dans ces cas, on joint avec avantage à l'usage interne
celui des bains minéraux.

L'eau minérale de Lons-le-Saunier présente un avantage
sur les eaux ferrugineuses pures, c'est qu'elle se digère
facilement; elle rétablit les fonctions de l'estomac et des
intestins, et entretient la liberté du ventre.

Il y a peu de maladies contre lesquelles ces eaux aient
une vertu aussi efficace que contre la chlorose ou pâles
couleurs ; aussi est-on sûr, avec les bains et les circonstances accessoires, d'en être débarrassé promptement et
d'en venir à un état de fraîcheur de première jeunesse.

VI. Leucorrhée ou Fleurs blanches.

Une maladie aussi répandue, et aussi réfractaire à nos
moyens curatifs, devra se rencontrer fréquemment à Lons-
le-Saunier.

On a observé que l'usage de ces eaux commence toujours par augmenter l'écoulement, comme en général toutes
les sécrétions muqueuses ; mais, qu'à cette exacerbation ,
succédait une amélioration notable dans les cas où la
leucorrhée dépendait d'une véritable atonie, et surtout
lorsqu'elle était compliquée de cet état morbide des organes abdominaux, dans lequel l'eau minérale de Lons-
le-Saunier a une action si puissante, et dont il a été déjà
question.

VII. Stérilité. — Avortement.

Les eaux minérales les plus diverses ont été préco-
nisées contre la stérilité; c'est qu'effectivement celle-ci dépend de causes si variées, que nécessairement les remèdes
les plus divers peuvent être employés avec succès.

Les eaux de Lons-le-Saunier trouveront leur indication

toutes les fois que la stérilité dépendra d'une atonie, d'un manque de vitalité de l'utérus et des ovaires; qu'il s'agira, par conséquent, de porter le sang vers ces parties, et d'y activer la circulation. Elles conviendront de même lorsque la conception sera empêchée par un état maladif des organes abdominaux que ces eaux peuvent enlever. Les avortements répétés, provoqués par ces mêmes circonstances, indiqueront également l'usage des mêmes eaux.

VIII. **Catarrhe de la vessie.**

Les eaux de Lons-le-Saunier agissent puissamment sur la sécrétion urinaire ; elles changent la composition de l'urine, et peuvent ainsi porter leur action sur la membrane muqueuse de la vessie, en modifier la vitalité.

C'est ce qu'elles font, en effet, dans les cas de catarrhe vésical chronique.

Ceux si rebelles, qu'on observe chez les vieillards, et qui sont accompagnés d'un certain degré d'inconstance de l'urine, cèdent souvent à cette médication. Au commencement de l'usage des eaux, l'augmentation de la diurèse rend l'inconstance plus forte; mais, peu à peu, le sphincter reprend sa contractilité en même temps que le mucus devient moins épais, puis disparaît.

Il est à remarquer que l'urine, en augmentant de quantité, n'en est pas toujours pour cela plus aqueuse; quelquefois elle reste foncée en couleur. Il arrive même qu'elle prend une teinte rouge et que des douleurs se font sentir dans les lombes : l'eau alors a surexcité les reins, et l'on doit momentanément en modérer ou en suspendre l'usage.

IX. **Gravelle.**

Les individus atteints de cette maladie se trouvent généralement très bien des eaux de Lons-le-Saunier. La grande quantité d'eau ingérée, et la qualité de celle-ci, augmentent la diurèse, et entraînent le gravier avec les urines.

Leur utilité ne serait cependant que passagère si elles n'agissaient pas sur la composition du sang, et empêchaient par là la formation de nouvelles concrétions. Mais c'est là le résultat qu'elles paraissent produire, et qui s'expliquerait très bien par la théorie chimique.

En effet, il s'agit, dans le traitement de la diathèse urique, de transformer en urée et en acide carbonique, à l'aide de l'oxygène, autant d'acide urique que possible, et de maintenir en solution, au moyen de l'eau et des alcalis, toute la portion d'acide qui doit être éliminée.

On remplit la première indication, entre autres, par l'administration du fer et de l'eau qui augmentent la quantité d'oxygène du sang, et par l'usage des apéritifs, qui, en excitant la sécrétion biliaire, diminuent les matières non azotées contenues dans le fluide nourricier.

Les eaux de Lons-le-Saunier qui contiennent du fer, des alcalis qui stimulent vivement la sécrétion du foie, doivent donc convenir dans la gravelle. Quoiqu'il en soit de cette théorie, l'expérience, ce juge souverain en médecine pratique, a sanctionné l'efficacité de l'usage interne de l'eau minérale dans la diathèse urique.

X. Catarrhe pulmonaire chronique.

On a généralement remarqué, comme nous l'avons déjà dit, que les sécrétions muqueuses étaient augmentées d'abord par l'emploi des eaux de Lons-le-Saunier.

Cela arrive également dans les cas de bronchite chronique. Mais l'expectoration, plus abondante, diminue bientôt, soit par l'effet de l'excitation vasculaire, soit par la dérivation portée sur le canal intestinal et l'augmentation des sécrétions abdominales; probablement par toutes ces causes réunies, jointes à l'impression d'un air vif.

Aussi les individus pituiteux se trouveront-ils bien d'un séjour de quelques semaines aux eaux de Lons-le-Saunier, et ils les quitteront, complètement débarrassés de leur catarrhe chronique.

XI. **Phthisie pulmonaire.**

En réfléchissant que les principes minéralisateurs essen-
tiels de l'eau de Lons-le-Saunier sont le sel de cuisine,
le chlorure de chaux et autres, le premier, déjà souvent
employé dans la phthisie, et dans ces temps derniers vivement recommandé par M. Latour, le second, connu comme
agissant sur l'absorption , on se demande pourquoi cette
eau ne pourrait être employée avec avantage dans certains
cas de phthisie.

Il est évident que cette médication ne peut convenir à
tous les individus ; ceux, en particulier, qui ont le système
vasculaire très irritable; ceux, aussi, qui sont parvenus au
second ou au troisième degré de la phthisie, la supportent
difficilement.

Mais chez des sujets mous, lymphatiques, atteints du
premier degré d'une tuberculisation pulmonaire qui a sa
racine dans une constitution scrophuleuse, l'usage modéré,
prudent, et bien surveillé par un médecin, pourra, sinon
guérir le mal, puisqu'il n'est pas encore démontré que la
phthisie puisse se dissiper à cette période de son développement, du moins en arrêter les progrès, la rendre
stationnaire.

Des congestions sanguines vers la poitrine, l'accélération
et la plénitude du pouls, survenues pendant le traitement,
exigeront des saignées générales ou des applications de
sangsues à l'anus ou aux aines.

XII. **Asthme.**

L'asthme nerveux est une maladie si rebelle, qu'on ne
peut s'attendre à le voir disparaître souvent par l'usage
d'une eau minérale. Comme cependant beaucoup de ces
malades ont tout le système nerveux souffrant, et quelquefois sont sujets à des irrégularités des fonctions digestives,
l'eau de Lons-le-Saunier, à l'intérieur et en bains, pourra
les soulager, en agissant sur le canal intestinal et sur le
système nerveux, par le fer et les sels qu'elle contient.

L'asthme dépendant de l'emphysème pulmonaire ou du catarrhe pulmonaire chronique, pourra être soulagé, ainsi que ces maladies, par l'usage interne de l'eau de Lons-le-Saunier.

Tandis que l'asthme symptomatique d'une affection du cœur, ainsi que toutes les maladies organiques de cet organe, contre-indiquent l'usage des eaux excitantes qui manquent rarement d'exaspérer le mal.

XIII. Paralysie.

Les bains salins, simples ou ferrugineux, sont fréquemment employés avec succès dans les affections nerveuses, mais ils ne réussissent pas toujours, du moins comme médication unique , dans les paralysies. Ceci s'applique aux bains de Lons-le-Saunier.

On obtiendra, certes, de l'amélioration par leur usage, et par celui de l'eau à l'intérieur, dans les cas d'affaiblissement des extrémités inférieures provenant d'abus vénériens ou d'onanisme.

XIV. Hystérie.

Depuis long-temps on connaît l'efficacité des bains de mer dans les affections hystériques, et la vogue des bains propres à guérir ces maladies doit nécessairement s'accroître, et s'accroît en effet, à mesure que le mode d'éducation des femmes rend leur système nerveux plus irritable.

Les eaux de Lons-le-Saunier, qui ont avec l'eau de la mer une grande analogie de composition, agissent d'autant mieux sur le système nerveux, qu'elles contiennent, outre les principes salins, du fer en quantité assez notable.

Ce ne sont pas tant les attaques hystériques convulsives que ces eaux guérissent avec facilité, quoique, en améliorant l'état général, ces dernières puissent contribuer à rétablir les malades. C'est plutôt dans cet état particulier du système nerveux qu'on a appelé hystéricisme, que les eaux de Lons-le-Saunier montrent toute leur efficacité ;

dans cet état caractérisé par une irritabilité extrême, des constrictions à la gorge, des pleurs sans motifs, etc., etc.

Dans les cas de ce genre que l'on observe quelquefois, aussi, quoique plus rarement, et avec des modifications, chez des hommes, on emploie avec avantage les bains, et à l'intérieur on fait boire les eaux pour rétablir les fonctions digestives troublées, ou pour activer la sanguification.

XV. Hypocondrie.

Une des maladies dans lesquelles on obtiendra les résultats les plus favorables de l'usage des eaux de Lons-le-Saunier, c'est l'hypocondrie ; non cette hypocondrie simple, primitive, qui n'est au fond qu'un degré, qu'une forme de l'aliénation mentale, mais cette hypocondrie *cum materic*, comme l'appelaient les anciens, qui a son origine dans les affections abdominales, et peut, par conséquent, être appelée consécutive, sympathique.

Les affections qui précèdent ordinairement le développement de la névrose rentrent dans celles dont il a déjà été question; ce sont: des dyspepsies, des cordialgies, des coliques flatulentes, de la constipation des flux hémorrhoïdaux, des engorgements viscéraux. A ces dérangements, se joignent ordinairement, pour donner naissance à l'hypocondrie, un tempérament nerveux ou bilieux, et l'habitude de faire attention à toutes ses sensations corporelles, habitude acquise souvent par l'éducation mal dirigée, par les lectures, et plus encore par le désœuvrement, etc., etc.

Les eaux de Lons-le-Saunier , employées dans cette maladie en bains et à l'intérieur, mais surtout par cette dernière voie, non-seulement ramènent l'inervation à son état normal, mais rétablissent les fonctions des organes abdominaux, et font disparaître par là la cause première du mal.

Prises à la source, l'action des eaux est augmentée par l'effet de la distraction et des promenades dans un air vif, circonstances toujours favorables dans les affections morales.

L'on serait obligé, dans certains cas, d'avoir recours à la purgation pour remédier aux constipations opiniâtres de ces individus, si toutefois elles résistaient à l'eau minérale.

XVI. Goutte et Rhumatisme.

Si l'on réunit ici ces deux maladies, ce n'est point pour les confondre, mais plutôt pour faire mieux sentir la différence de leur nature et de leur traitement.

En effet, le rhumatisme articulaire est le plus souvent occasionné par des refroidissements; c'est une maladie des hommes qui sont obligés de gagner leur vie à la sueur de leur front, exposés à toutes les intempéries atmosphériques.

La goutte, au contraire, est une affection princière, qui n'attaque guères que des gens riches ou aisés, aimant les plaisirs de la table et de l'amour, et fuyant les exercices corporels.

Aussi, tandis que le premier se déclare subitement, celleci est toujours précédée de prodrômes qui consistent dans des dérangements des fonctions digestives, tels que dyspepsie, flatuosités, renvois acides, constipations, hémorrhoïdes.

Chez les individus qui souffrent depuis long-temps de la goutte, cette affection abdominale persiste même et contient le germe de nouveaux accès.

Cette rapide énumération de quelques caractères différents des deux maladies doit faire pressentir une différence dans l'indication des eaux de Lons-le-Saunier.

Employées en bains, elles conviennent comme les bains salins, en général, dans le rhumatisme articulaire chronique, dissipent la roideur et l'engorgement des articulations qui persistent à la suite de l'arthrite rhumatismale aiguë.

Dans la goutte, c'est le principe de l'affection.

La diathèse est combattue par les eaux de Lons-le-Saunier, qui rétablissent les fonctions des viscères du bas-ventre; elles agissent sur la nutrition et la sanguification, les régularisent, et empêchent par là le retour des accès. Elles méritent donc la préférence sur toutes les eaux de France, puisqu'elles seules possèdent un principe aussi actif et aussi certain.

Dans la diathèse goutteuse, l'usage de l'eau de Lons-le-Saunier, à l'intérieur, est encore plus essentiel que les bains, puisque c'est sur le canal digestif et sur l'assimilation qu'on doit agir.

Comme adjuvants, les bains y sont cependant d'une grande tilité.

La force et l'efficacité des Eaux minérales et salines de Lons-le-Saunier, bien constatées et démontrées, le Gouvernement y enverra p'us tard les officiers et militaires dont les blessures et rhumatismes anciens et récents exigent des eaux pareilles.

XVII. **Faiblesse de constitution.— Convalescence d'affections graves.**

Le séjour à Lons-le-Saunier, l'usage des bains salins, et celui de l'eau à l'intérieur, constituent un traitement très approprié aux individus qui ont apporté en naissant une constitution trop faible, ou qui ont été débilités par des causes diverses.

Il convient de même à ceux qui ont de la peine à se remettre de maladies graves, dont la convalescence ne marche pas vîte, parce que leurs fonctions digestives ne s'exécutent point dans ces cas; l'estomac et le canal intestinal sont souvent dans une espèce d'atonie, qui fait que l'appétit ne revient pas, que les digestions sont lentes et pénibles, que les selles sont rares.

L'eau de Lons-le-Saunier stimulant les organes, régularisant les selles, hâte par là le rétablissement complet des malades.

XVIII. **Maladie scrophuleuse, rachitique.**

Mais ce n'est pas seulement lorsque la constitution n'e
qu'affaiblie, qu'on peut retirer des avantages de l'adminis
tration des eaux de Lons-le-Saunier ; elles ne sont pa
moins indiquées lorsque la détérioration de l'organisme es
arrivée au degré qui constitue la maladie scrophuleuse; et
par cette expression, l'on ne désignera pas uniquement l
tuméfaction des ganglions avec dépôt tuberculeux dans leu
intérieur, car l'on est loin de vouloir confondre les dia
thèses scrophuleuses et tuberculeuses, quoique la premièr
prédispose à la seconde.

L'on comprend, sous la dénomination de scrophules,
tous les degrés de cette diathèse qui est caractérisée pa
une disposition à une foule d'affections de presque tous les
tissus, et dont le premier degré est ce lymphatisme exagéré
qui n'est plus la santé, sans être encore une maladie.

L'efficacité bien constatée des eaux de Lons-le-Saunier
dans toutes les variétes de l'affection scrophuleuse, s'explique facilement par la composition chimique de ces eaux.

Les bains de sel sont depuis long-temps employés dans
cette maladie. L'hydrochlorate de chaux, qui est contenu
en plus forte proportion dans les eaux de Lons-le-Saunier
que dans tout autre établissement, agit comme l'hydrochlorate de baryte, et ces deux médicaments sont employés avec succès dans toutes les formes des scrophules,
même les plus graves, telles que les tumeurs blanches,
etc., etc.

Le sel de cuisine agit dans le même sens. M. Fischer,
de Dresde, prétend même que de nombreuses expériences
lui ont prouvé que les sels de soude et la soude pure
sont le moyen le plus efficace pour résoudre les engorgements et les indurations des ganglions, du foie, de la
rate ; et il attribue à la présence de la soude les propriétés résolutives de certaines eaux minérales.

Le fer, enfin, est un adjuvant d'une grande utilité, qui
agit sur le sang appauvri, et qui, combiné avec les sels

et l'acide carbonique, est bien supporté par la plupart des scrophuleux, par ceux même chez lesquels le sous-carbonate de fer, ou toute autre préparation ferrugineuse pure, ne peut être employé.

Dans l'affection dont nous parlons, c'est tantôt l'usage extérieur de ces eaux qui se trouve principalement indiqué, tantôt leur usage interne; mais, dans la majeure partie des cas, on fera bien d'employer les deux voies à la fois, afin de réveiller l'activité des fonctions digestives et de remédier à l'atonie, à la flacidité de la peau.

L'eau de Lons-le-Saunier étant donc suffisamment minéralisée, il sera inutile de la charger de nouveaux sels, puisque le bain contiendra près de 4 kilogrammes de sel de cuisine, 700 grammes de chlorure de chaux, 500 grammes de chlorure de magnésie, et 20 grammes de carbonate de fer.

L'efficacité de l'iode dans les affections scrophuleuses a été exagérée pendant quelque temps.

De nos jours on sait que ce médicament est loin de pouvoir guérir tous les scrophuleux; que souvent il n'est pas supporté. Aussi doit-on chercher à préciser les cas où il peut être employé avec succès.

L'expérience a démontré que l'iode réussit surtout chez les individus bouffis, à peau flasque et sale, au système nerveux peu impressionnable, et qui sont atteints d'engorgement des ganglions lymphatiques du cou ou d'autres régions sous-cutanées.

Il ne réussit guère dans les affections du système osseux; il est difficilement supporté par beaucoup de ces scrophuleux qui ont la peau fine, transparente, les cheveux blonds, les yeux clairs, les systèmes nerveux et sanguin irritables. Enfin il convient rarement dans le carreau.

C'est précisément dans ces cas où l'iode est contre-indiqué, que les sources minérales et salines de Lons-le-Saunier rendent de grands services employés à l'intérieur en bains, ou sous d'autres formes; entre autres, en fomentations sur des ulcères, et en injections dans les conduits fistuleux.

Le docteur TRAPPE *s'est quelquefois servi avec succès, dans ces derniers cas, d'une décoction de la corne que les maréchaux-ferrants enlèvent du sabot des chevaux, dans l'eau saline.*

Il en est de même dans le rachitisme où, jointes à l'air vif de nos montagnes et à un régime approprié, les eaux de Lons-le-Saunier constituent l'un des traitements les plus efficaces.

XIX. Maladies des yeux.

Il y a une variété de l'ophthalmie interne qui consiste dans l'inflammation de la choroïde et de la rétine, s'étendant quelquefois à l'iris, où elle se manifeste sous la forme d'iritis chronique ou uvéitis, et qui affecte souvent des individus débilités, dont les fonctions digestives s'exécutent mal ; souvent les femmes, à l'âge de retour, qui se trouvent dans ces mauvaises conditions. Cette ophthalmie interne chronique présente beaucoup de gravité, en raison de l'état général de la constitution, qui ne permet pas d'avoir recours aux moyens débilitants énergiques.

Les eaux de Lons-le-Saunier, prises à l'intérieur, peuvent ici rendre de grands services. En rétablissant les fonctions des viscères abdominaux, elles fortifient la constitution. En activant les sécrétions abdominales, elles opèrent la dérivation. En déterminant une congestion vers les vaisseaux hémorrhoïdaux, elles peuvent contribuer, aidées quelquefois d'une ou de plusieurs applications de sangsues à l'anus, à détourner le sang qui se porte vers les yeux, à remédier à la suppression des règles ou d'un flux hémorrhoïdal ; en un mot, produire des effets favorables qu'on aurait eu de la peine à obtenir de toute autre médication.

LES MOUCHES VOLANTES.—Cette affection, plutôt gênante que grave, et qu'on confond si souvent avec la *morose* commençante, s'observe communément chez des personnes qui sont sujettes aux constipations, et dont la vie est sédentaire. Aussi, quelques mois à Lons-le-Saunier amélioreront-ils leur état, et ce ne sera qu'avec du temps aidé de la sécurité morale sur les suites de cette affection, que l'on parviendra à faire disparaître peu à peu ces images si incommodes qui d'abord effraient tous les malades.

Certains cas d'amblyopie sont également basés sur des troubles abdominaux, des constipations, des suppressions du flux menstruel ou hémorrhoïdal, et peuvent être dissipés par l'usage interne des eaux de Lons-le-Saunier.

XX. Maladies de la peau.

Plusieurs dermatoses tirent leur origine d'un état anormal des organes digestifs. Tels sont les érysipels répétés, la couperose, la mentagre. Souvent on ne parvient à en débarrasser les malades qu'en ayant égard au trouble de l'estomac et des intestins. Si ce trouble est de ceux dont il a été parlé plus haut, et que guérissent les eaux de Lons-le-Saunier, nécessairement celles-ci pourront être considérées comme curatives des maladies cutanées. Dans ces cas, c'est principalement l'usage interne de l'eau qui sera l'essentiel.

Quant à l'influence des bains, ou des applications extérieures sur les maladies chroniques de la peau, sur les ulcères atoniques, on conçoit qu'elle puisse être salutaire ; l'expérience a déjà prononcé dans les cas d'ulcères variqueux ou de varices simples qui dépendaient d'une gêne de la circulation veineuse abdominale.

Ces ulcères se sont cicatrisés, ces varices se sont dissipées à mesure que les engorgements viscéraux passaient à la résolution, et que le sang veineux pouvait refluer plus librement des extrémités vers le cœur.

XXI. Engorgements glanduleux et autres.

Nous avons vu plus haut les effets salutaires de l'eau de Lons-le-Saunier sur certaines tuméfactions du foie. Dans ces cas, on pouvait attribuer la résolution de l'engorgement à l'excitation transmise au foie par l'intermédiaire de ses canaux excréteurs, dont l'extrémité intestinale se trouvait en contact avec l'eau ingérée.

Mais l'action résolutive du médicament s'exerce aussi sur des organes éloignés par l'intermédiaire du torrent circulatoire. Souvent déjà on a vu des engorgements ganglionaires se dissiper très rapidement par l'usage des eaux de Lons-le-Saunier. Presque toujours, les glandes engorgées, avant de diminuer, commencent par devenir plus chaudes, plus douloureuses à la pression, même plus grandes; quelquefois même on observe cette recrudescence pendant la durée du traitement.

Employées à l'intérieur et en bains, les eaux de Lons-le-Saunier sont parvenues à résoudre des tumeurs non malignes du sein.

Celles liées à un dérangement menstruel sont les plus favorables à leur emploi. On se sert aussi avec succès de ces eaux dans le cas de névralgie mammaire (irritable *mamma d'Astley Cooper*), accompagnée de tuméfaction de la glande, et qui occasionne des douleurs si vives; maladie opiniâtre pour laquelle on doit s'estimer heureux de posséder un remède de plus.

Une affection plus grave que celle-ci, quoique moins douloureuse, la tuméfaction de l'ovaire, cédera aussi à la même médication.

Les tumeurs de l'ovaire sont de plusieurs et différentes natures, et ne peuvent pas toutes passer à la résolution, ni s'amender sous l'influence d'un même traitement. Le diagnostic en est d'ordinaire très obscur ; il en résulte qu'il est difficile de préciser les cas dans lesquels les eaux de Lons-le-Saunier réussiront.

Heureusement, on peut l'employer chez ces malades sans inconvénients ; elles pourront parfois rester impuissantes contre ces tumeurs, mais elles n'y seront jamais nuisibles.

L'induration du col de la matrice est encore à citer dans les maladies pour lesquelles on viendra à Lons-le-Saunier.

Ici, il faut encore distinguer entre les engorgements bénins et les indurations malignes squirrheuses du col de l'utérus.

Ces derniers ne seront pas plus guéris à Lons-le-Saunier qu'ailleurs. Les tuméfactions bénignes du col, au contraire, se dissipent souvent par l'effet de ces eaux, aidées quelquefois d'applications de sangsues plus ou moins répétées, suivant que les eaux produisent une congestion plus ou moins forte dans les vaisseaux utérins.

On a vu cet engorgement exister chez de jeunes femmes, et empêcher la conception; ce qui explique comment les eaux de Lons-le-Saunier seront avantageuses pour remédier à la stérilité.

Dans toutes les affections utérines, on emploie l'eau à l'intérieur et en bains. On ajoute encore à leur efficacité dans certains cas en les utilisant sous forme d'injections ou de douche ascendante. C'est un remède d'emploi pour lequel un appareil particulier est nécessaire.

L'on vient, à propos de l'emploi thérapeutique des eaux de Lons-le-Saunier, de parcourir presque tout le cadre des maladies chroniques, et l'on nous reprochera peut-être de n'avoir su éviter l'écueil contre lequel vont échouer tous ceux, en général, qui écrivent sur un médicament, et d'avoir fait des eaux, dont il est ici question, un remède universel.

Telle n'a pas été notre pensée, car nous laissons à MM. les médecins de la localité le soin d'étudier les eaux et d'en ordonner la pratique de la manière dont ils l'entendront le mieux, dans l'intérêt des nombreux malades auxquels ces eaux seront d'un puissant secours.

Il pourra donc se trouver des circonstances analogues à celles qui y sont traitées et qui réclameront la même médication.

Il s'agira alors de bien poser les indications, et non de se laisser guider par le nom de la maladie.

Ces indications ne peuvent être saisies que par le médecin ; aussi, ne faut-il jamais abandonner l'usage des eaux minérales qui sont énergiques, telles que celles de Lons-le-Saunier, à la discrétion des malades, mais adresser ceux-ci aux médecins qui en ont et en auront fait une étude suivie.

Les praticiens de ces localités, habitués à se servir du même remède dans une foule de cas divers, savent et sauront, par la manière de doser leurs eaux, adapter le traitement à chaque cas individuel , parer quelquefois, par des moyens accessoires, aux accidents qui pourraient survenir pendant le traitement, et suspendre celui-ci à temps dans le cas où des contre-indications formelles viendraient à se déclarer.

Quant aux eaux de Lons-le-Saunier, en particulier, le médecin n'oubliera pas que, toutes les fois que le système vasculaire est dans un état d'excitation ou que le sang est trop riche, comme dans les maladies inflammatoires aiguës, elles sont formellement contre-indiquées ; et qu'il en est de même dans toutes les maladies organiques, où, en augmentant l'activité de la circulation et la richesse du sang, on aggrave le mal.

Par la même raison, elles ne conviennent point pendant la gestation. Elles augmentent, outre mesure, l'afflux du sang vers l'utérus, et peuvent, par là, donner lieu à l'avortement.

DU MODE D'EMPLOI DES EAUX DE LONS-LE-SAUNIER.

I. Usage interne.

Les eaux de Lons-le-Saunier sont principalement employées à l'intérieur. La nature des maladies dans lesquelles on s'en sert surtout rend raison de ce mode d'administration. Le traitement interne pourra se faire à Lons-le-Saunier même, ou ailleurs, car on expédiera l'eau au dehors.

A la source, on en prendra de 2 à 8 verres ou davantage, suivant que l'on est plus ou moins facile à évacuer; on fera bien de commencer par de petites doses et d'augmenter progressivement, afin de ne pas agir trop brusquement sur les voies digestives et de ne pas trop purger

Comme cette eau doit agir plutôt comme altérante que comme purgative, il vaut mieux ne la prendre qu'à doses modérées, de manière à produire deux ou trois selles et d'augmenter la sécrétion urinaire. Il sera rarement nécessaire de dépasser 8 verres ordinaires. Il est essentiel de ne pas boire coup sur coup une trop grande quantité d'eau; elle chargerait l'estomac et pourrait fortement purger. Pour éviter ces inconvénients, on met un intervalle de dix minutes à un quart d'heure à chaque verre.

Le mouvement en plein air, pendant qu'on boit l'eau, est utile en ce qu'il convient par lui-même à presque tous les malades qui font ce traitement, et en ce qu'il paraît favoriser le passage de l'eau par les premières et les secondes voies.

Ce sera donc de 5 heures du matin à 9 heures que l'on ira à la source du Puits-Salé pour y boire l'eau. Quand il fait beau, on ira se promener à la Chevalerie ou sur la place d'Armes, qui en sont proches ; et, par le mauvais temps, on viendra sous les arcades dans la rue du Commerce.

Ce ne sera que les malades très faibles qui, par exception, pourront prendre l'eau chez eux. Aussitôt que les forces leur permettront de se rendre à la source, on leur en donne le conseil.

Ce ne sera donc que le matin, à jeûn, qu'on boira l'eau, et l'on déjeûnera une demi-heure ou une heure après avoir pris le dernier verre. Mais, dans certains cas, on retournera à la source le soir. Ce dernier mode convient aux personnes qui ne peuvent ingérer beaucoup d'eau à la fois sans avoir la diarrhée; elles prennent alors deux ou trois verres le matin et autant le soir ; c'est un mode d'administration qui présente aussi des avantages lorsqu'on ne veut point agir sur le canal intestinal, mais faire absorber tout le liquide. On ne doit jamais en boire assez le soir pour purger: on troublerait le repos de la nuit par les selles et l'excitation vasculaire, qui se produit toujours plus facilement vers la fin de la journée.

Ce n'est donc point brusquer le mal, pour abréger le traitement, en gorgeant d'eau les malades, qu'on leur conseille d'en boire dans la soirée.

C'est plutôt pour leur permettre d'en prendre moins à la fois, et pour obtenir par là l'action altérante du médicament plutôt que son effet purgatif.

L'on a dit que, quelquefois, l'action des eaux de Lons-le-Saunier, au lieu de provoquer des selles, produirait l'effet contraire au commencement de son usage.

Si les constipations étaient prolongées, il faudrait y porter remède par le moyen des lavements, ou par l'addition d'une petite dose de sulfate de soude ou de magnésie. Au bout de quelques jours, ordinairement l'eau agit en provoquant deux ou trois selles. Si, au contraire, la diarrhée devenait trop forte, on suspendrait ou l'on diminuerait l'usage de l'eau.

Dans le cours des traitements, ordinairement vers la troisième semaine, il se manifeste quelquefois des symptômes de pléthore générale ou locale ; le malade ne se sent plus aussi léger qu'au commencement, son appétit se perd, il a de petits tiraillements dans les lombes, des démangeaisons à l'anus, de la pesanteur à la tête, le sommeil est agité. Le calme renaît si, alors, un flux hémorrhoïdal ou un écoulement menstruel se manifeste.

Souvent on est dans le cas de recourir à des applications de sangsues à l'anus ou aux aines, à des ventouses scarifiées sur les lombes. Une saignée peut même devenir nécessaire, car ces symptômes dénotent que le sang est plus abondant; il est plus riche aussi par l'effet du traitement, et se porte surtout en plus grande abondance vers l'abdomen, dont les organes ont principalement ressenti l'impression excitante du médicament.

La durée du traitement ne peut être exactement limitée; quatre ou six semaines sont toujours nécessaires pour produire un effet suffisant sur des maladies chroniques du genre de celles que l'on rencontrera à Lons-le-Saunier.

On peut continuer le traitement, pendant l'époque menstruelle, chez les femmes faiblement réglées, mais on doit suspendre l'usage de l'eau, ou en donner des doses moindres chez celles dont la menstruation est abondante.

Quelquefois les règles éprouvent un retard, ou ne reparaissent et ne se régularisent qu'après qu'on a cessé de prendre les eaux.

Dans bien des cas on voit des effets consécutifs favorables, lorsque, pendant l'usage de l'eau, les symptômes n'étaient point améliorés; mais, au bout de quelque temps, cet amendement a lieu même long-temps après que l'on ne fait plus usage des eaux.

Pour les personnes qui feront usage chez elles des eaux du Puits-Salé, une bouteille ou un cruchon sont suffisants, et souvent on ne le boit pas tout.

Le prix est de dix centimes pris à la source.

II. Usage externe. — Bains.

Quoique d'une importance secondaire chez la plupart des malades à Lons-le-Saunier, les bains sont d'une ressource précieuse dans beaucoup de cas, et toujours un utile auxiliaire.

Dans les affections abdominales accompagnées d'une irritabilité très grande des systèmes nerveux et sanguins, cas qui se rencontrent souvent à Lons-le-Saunier, les bains doivent être frais plutôt que chauds.

Ainsi, on ne doit les prendre que faiblement chauffés, et n'y rester que quinze à vingt minutes, quelquefois une demi-heure, très rarement quarante minutes.

Lorsqu'au contraire ce sont des scrophuleux qui emploient les bains, il faut les donner à une température plus élevée, et les prolonger, car il s'agit de principes minéralisateurs, l'eau ne pouvant être prise qu'à dose modérée, afin de ne pas donner lieu à des évacuations alvines trop nombreuses, liquides et débilitantes.

L'heure à laquelle on prend le bain n'est pas indifférente. Beaucoup de malades commencent par boire l'eau, puis vont au bain. Cette pratique est irrationnelle ; elle expose les malades à sortir brusquement de l'eau pour aller à la selle, et elle attire vers la peau un mouvement fluxionnaire qui devra, pendant quelques heures, rester fixé sur les organes digestifs afin d'en faciliter et y activer les sécrétions.

Il est donc préférable de commencer la matinée par le bain, puis de boire l'eau et de finir par le déjeûner ; ou bien, de ne prendre le bain que deux heures après le déjeûner, vers onze heures.

Les personnes faibles ou délicates font bien de se coucher, ou du moins de se reposer après le bain.

Les bains de siége se prennent ordinairement le soir. A Lons-le-Saunier, on n'a pas toujours le choix de l'heure pour les bains, le nombre des cabinets étant trop petit, comparativement au chiffre des baigneurs ; c'est une défectuosité à laquelle l'amodiateur remédiera par la construction de nouveaux cabinets.

Lorsqu'on établira de nouvelles baignoires, on devra avoir soin de les faire plus larges, car, lorsqu'on prend des bains frais, il faut pouvoir s'y donner un peu de mouvement.

L'eau minérale sera transportée au domicile des malades qui ne pourront pas se rendre à l'établissement des bains.

III. Circonstances accessoires du traitement.

Pendant l'usage des eaux de Lons-le-Saunier, pas plus que pendant celui de tout autre remède, il ne peut être indifférent quel est le régime suivi par le malade. Mais ce régime varie suivant l'individualité du sujet et la nature de la maladie. Tandis que les uns, d'une constitution lymphatique, ou affaiblis par des maladies antécédentes, ont besoin d'un régime analeptique, de viandes, de vin; d'autres, au contraire, sont obligés de ménager leur estomac, de manger peu à la fois des aliments de facile digestion ; il en est, enfin, qui, disposés à la pléthore et aux congestions, doivent, pour éviter que les eaux ne produisent cet effet, restreindre leur alimentation et la rendre peu réparatrice.

Jamais on ne devra surcharger l'estomac ; mais on a surtout remarqué que les repas copieux, à une heure avancée de la soirée, dérangeaient le traitement.

Les malades, principalement ceux qui font usage de bains, se vêtiront chaudement ; ce qui est d'autant plus nécessaire qu'on va à l'établissement de bonne heure, et que, dans notre pays, voisin des montagnes, les matinées sont fraîches.

Mais, quelle que soit la température de l'air, le traitement pourra toujours être continué, du moins par la majeure partie des malades.

On pourra même prendre l'eau minérale de Lons-le-Saunier dans toutes les saisons. Il n'est pas indifférent, toutefois, d'y aller au printemps, en été ou en automne. Les individus affectés de maladies de foie ou de la rate, les hypocondriaques, ne supportent pas bien les grandes chaleurs de l'été, et tirent plus de profit d'un traitement par les eaux minérales fait au printemps ou à l'automne.

Les scrophules et la goutte, par contre, demandent une température élevée pour être facilement guéris.

Le mouvement à l'air libre contribue au succès du traitement ; l'après-midi ou la soirée devraient, toutes les fois que le temps le permet, être consacrées à la promenade.

Dans le cas où, après la cessation de l'usage des eaux, le mal n'a pas encore disparu, il ne faut pas immédiatement recourir à un autre traitement, mais avoir la patience d'attendre les effets consécutifs qui s'observent quelquefois. Dans bien des cas chroniques, un premier traitement n'est pas suffisant pour déraciner le mal ; il n'y a qu'amélioration. On fait alors prendre de nouveau les eaux quelques semaines ou quelques mois après, ou l'on renverra le malade à Lons-le-Saunier, l'année suivante.

Si, pendant leur séjour aux eaux, les malades ont suivi un régime particulier, ils ne doivent pas le quitter brusquement ; mais, de retour chez eux, le continuer encore pendant quelque temps, ou même toujours, s'ils s'en sont bien trouvés, et si leurs organes digestifs, long-temps malades, ont besoin de ménagements.

—

NOMS

DE MM. LES MÉDECINS, CHIRURGIENS ET PHARMACIENS

à qui l'on s'adressera à Lons-le-Saunier.

MÉDECINS.	CHIRURGIENS-MAJORS EN RETRAITE.
MM. Villars, ancien chirurgien en chef d'armée. Jousserandot. Loiseau. Fuand. Ragmey. Verpillat. Llopis. Gabet. Poux. Chaland. Passaquay. Gruizard. Thouverey. Marmorat. Roland oncle. Roland neveu. Cernier. Guy.	MM. Bouveret. Clavelin. **CHIRURGIENS.** MM. Buffet, chirurgien de l'hôpital. Rosset. **PHARMACIENS.** MM. Romand. Gorin. Benoît. Clavelin. Faivre. Piard.

Il existe aussi une pharmacie à l'hôpital, mais pour l'usage seul des malades civils et militaires qui y sont soignés.

BIOGRAPHIE

DE M. CARNY

(Jean-Antoine-Allouard).

Carny, né à Grenoble, le 20 juin 1751, d'une famille qu'on croit d'origine irlandaise, et l'une de celles qui aimèrent mieux s'exiler que de vivre dans leur patrie subjuguée, était par sa mère petit-neveu de Pâris-Duverney, financier célèbre sous le règne de Louis XV, fils d'un maître des Comptes et des eaux et forêts, juge au tribunal des élections, et dernier directeur de la monnaie du Dauphiné ; il avait ainsi, dès sa naissance, la perspective d'un bel avenir.

Fort d'études brillantes, qu'il termina à Lyon dès l'âge de seize ans, il allait partir comme subrécargue pour obéir à ses parents, qui le destinaient au commerce maritime, quand il obtint d'eux de suivre son propre goût et de courir la carrière des sciences expérimentales, qui commençaient alors leurs gigantesques progrès.

La chimie avait pour le jeune Carny un attrait particulier. Il vint à Paris l'étudier sous le savant Bucquet, et, par son aptitude, son caractère et sa bonne conduite, il ne tarda pas à se concilier l'estime et l'affection des hommes les plus considérés dans la science, comme Guyton-Morveau, Berthollet, Monge, Lavoisier, etc.

La mort de son père donna lieu à un procès qui mit en danger son patrimoine; si Carny avait été seul, il aurait sans doute, plutôt que de quitter ses travaux, laissé le fil judiciaire se dérouler dans son dédale accoutumé ; mais il avait une sœur dont les intérêts étaient intimément liés aux

2*

siens, il court à Grenoble et défend lui-même sa cause avec un talent remarquable.

Que peuvent l'éloquence et le bon droit contre les chicanes de la procédure? Carny s'était montré bon frère et orateur distingué, il avait raison; il n'en perdit pas moins, avec son procès, l'héritage de sa famille.

L'intérêt qu'il inspira, l'espèce de triomphe qu'on lui décerna à Grenoble, comme pour le venger de sa défaite, les espérances qu'il formait à juste titre, le consolèrent de sa propre ruine.

Admis, en 1778, dans la Régie des poudres à Bordeaux, il fut, l'année suivante, *en récompense des services qu'il avait rendus* (porte son brevet), nommé *inspecteur*, et quelque temps après *commissaire* (1), sur la demande de Lavoisier.

Pendant qu'il était à Bordeaux, il fit construire près de cette ville, sur des plans dont il était l'auteur, le moulin à poudre de Saint-Nicolas.

Arrivé au point de se rendre utile à l'Etat par sa position même, Carny avait rempli la première partie de la tâche qu'il s'était imposée ; il dut alors songer à la seconde, qui consistait à faire profiter l'industrie et le commerce, le pays et le peuple, de ses veilles et de ses expériences.

Le sucre entrait déjà comme une denrée de première

(1) Carny sut se montrer digne de la Régie qui l'accueillait avec faveur, en lui étant utile non-seulement comme savant, ainsi qu'on va le voir, mais aussi comme administrateur. La Régie des poudres avait toujours été sous la dépendance du ministre de l'intérieur, et ce classement anormal nuisait beaucoup au service ; Carny, à force de démarches, et au risque de s'attirer des haines, même des vengeances, la fit passer dans les attributions du ministre de la guerre. Ce n'était là qu'une affaire d'ordre, mais les succès et tout l'avenir d'une administration dépendent quelquefois d'une mesure de ce genre.

nécessité dans l'alimentation publique ; mais son prix très élevé ne le rendait accessible qu'aux riches; Carny entreprit de le mettre à la portée du pauvre, et, après des essais multipliés, exécutés sous les yeux et dans le laboratoire de Lavoisier, il trouva une méthode de raffinage qui, suivant les paroles textuelles de MM. Berthollet et Darcet, commissaires de l'Académie, « *abrége des deux tiers le temps* « *employé jusqu'alors par les raffineurs, en augmentant* « *le produit de vingt pour cent.* »

Le résultat d'une semblable découverte est incalculable, et l'élève à la hauteur d'un bienfait national.

Ce n'était là, pour ainsi dire, que le coup d'essai du nouveau maître ; il rêvait la fabrication en grand de tous les produits obtenus en petit dans les laboratoires. Il pensait à employer une foule de résidus que l'ignorance laissait perdre, et dont quelques-uns suffisaient à enrichir à eux seuls le pays tout entier. C'est pour réaliser ces projets du bon citoyen, que le savant infatigable, au risque de compromettre sa fortune renaissante, faisant servir à la production de la potasse les résidus que la chapellerie rejetait comme inutiles, fonda à Lyon une grande fabrique d'acides minéraux dont l'industrie manufacturière et commerciale avait tout à attendre.

L'acide muriatique (hydrochlorique) nécessaire aux teinturiers, aux fabricants d'indiennes, surtout aux blanchisseurs de toiles, se tirait en grande partie d'Angleterre et se vendait *cinquante sols la livre.* Ce prix relativement énorme en empêchait l'usage; Carny fonda à Paris une fabrique dans laquelle il parvint à livrer cet acide au commerce avec un rabais de *soixante-dix pour cent;* aussitôt, les diverses industries dont nous venons de parler devinrent entièrement nationales et prirent un essor prodigieux. C'est dans cette même fabrique que Carny parvint à livrer le sel de Glauber (sulfate de soude) à *trente-trois pour cent* au-dessous du cours.

Ces travaux utiles, qui n'enrichissaient pas le savant, faisaient certainement plus pour la prospérité de la France que la conquête d'une riche province.

Cependant l'Europe, effrayée par la marche terrible de la révolution, s'était conjurée pour étouffer la Terreur, et menaçait à la fois toutes nos frontières; la France oublie ses divisions intestines pour maintenir son indépendance; quatorze armées se lèvent et marchent à l'ennemi ; mais la poudre manquait; tant de courage et d'enthousiasme allait être inutile.

Dans ce malheur national, Carny, nommé depuis le 15 pluviose an **II** *commissaire général des poudres et salpêtres,* avec des pouvoirs très étendus, invente un procédé *rapide* (1) qu'on adopte. Après avoir rendu témoins de ses expériences Hassenfratz, Guyton-Morveau , Berthollet et Monge, ses illustres amis; il établit la poudrière de Grenelle; *trente-quatre milliers de poudres* en sortent chaque jour, sont conduits en poste aux armées qui peuvent enfin soutenir une lutte décisive ; la bataille de Fleurus est gagnée, la Belgique conquise, l'invasion vaincue, et la France sauvée (2) !

(1) Ce procédé permettait de fabriquer en neuf jours ce qui, jusques-là, avait exigé cinq mois. (Mémoire du citoyen Courtois, lu au Conseil des Anciens, 22 floréal an V.)

(2) Le même procédé a été mis en pratique pendant la campagne d'Egypte, plus tard en Amérique, etc. Cette précieuse découverte serait restée long-temps la propriété exclusive de la France, si quelques savants, et en particulier Chaptal, n'en avaient publié une description assez exacte. Carny se garda bien de la donner lui-même, *parce que,* dit-il, dans une lettre où respirent sa modestie et son patriotisme, *je ne pouvais me dissimuler qu'il m'en reviendrait peu de gloire, vu leur extrême simplicité; ensuite, parce qu'il pouvait être dangereux de fournir aux ennemis des moyens aussi faciles de fabriquer de la poudre;*

C'est ainsi que Carny se vengeait d'un pouvoir qui ne l'avait pas indemnisé de la perte de sa fabrique, détruite au siége de Lyon, et qui avait fait injustement périr Lavoisier, son maître et son ami. Pour un Français comme Carny, les torts du gouvernement ne sont rien, et la patrie est tout.

La récompense que Carny obtient pour le service incomparable qu'il vient de rendre se réduit à ces mots que lui adresse, en style du temps, la commission des armes et poudres, après la bataille de Fleurus: « *Tu as bien mérité de la patrie, tu trouveras la récompense dans ton cœur.* »

C'est qu'en effet le savant comme le service lui-même étaient au-dessus de toutes les autres récompenses.

Carny ne fut pas plus que les généraux vainqueurs à l'abri des commissaires de la Convention; là, ils voulaient conduire les armées au risque de les faire battre ; ici, ils voulaient diriger la poudrière, au risque de l'anéantir. Carny, après avoir essayé inutilement d'éclairer leur imprévoyance, dans la crainte d'un malheur épouvantable, pour mettre sa responsabilité à couvert, espérant obtenir par un acte décisif une prudence qu'il n'avait pas obtenue par ses paroles, donne sa démission..... La poudrière de Grenelle éclate et manque de faire sauter Paris, après avoir sauvé la France. Le pays avait vu déjà ce que vaut un homme de plus, il vit alors ce que peut lui faire perdre un homme de moins.

Après de tels succès, on comprend sans peine qu'en 1799, au moment où la France est de nouveau menacée par l'Europe , Bernadotte (1) ait rappelé Carny pour la

enfin, parce qu'ils avaient atteint mon but, celui qu'ils fussent utiles à ma patrie.

De tels sentiments dans l'inventeur n'ajoutent-ils pas encore, s'il est possible, au mérite de l'invention ?

(1)   Paris, 29 messidor an VII.

« C'est au moment où la patrie est menacée que chacun doit « s'empresser de lui prouver son dévouement.

sauver une seconde fois ; qu'Andréossy (1), la même année, s'adressât à lui pour lui demander, comme au plus habile, le travail sur les poudres qu'il destinait à l'*Ecole d'application d'artillerie* ; que Berthollet (2) écrivit, en parlant de lui au comité des arts, *que bien peu de citoyens avaient rendu des services aussi importants*, etc.

Mais dans ces époques où les événements passaient si vite, ce que tout le monde se rappelait, notre savant seul l'avait oublié; il voyait encore tant de bien à faire, qu'il aimait à perdre le souvenir de celui qu'il avait fait.

Chargé par le gouvernement de plusieurs missions rela-

« Vos lumières et votre zèle lui sont dûs ; je ne doute pas de
« votre empressement à lui faire hommage du tout. Je vous
« invite, en conséquence, à vous rendre près de moi, pour nous
« concerter sur les moyens d'utiliser vos talents pour l'honneur
« et le soutien de la patrie.

« Signé, BERNADOTTE. »

(1)   12 frimaire an VII.

« . . . . . . Je désirerais que vous voulussiez mettre
« à jour la partie des poudres et salpêtres, depuis l'époque de
« l'invention de la poudre, s'il était possible ; je la destinerais à
« l'*Ecole d'application d'artillerie*. Personne, mieux que vous,
« ne peut traiter cette partie. Ce travail sera, près du gou-
« vernement, un nouveau titre à lui faire rendre à votre mérite
« la justice qui lui est due. »

(2)   18 pluviôse an VII.

« . . . . . M. Carny, vous le savez, n'est pas seule-
« ment très instruit, il a cultivé lui-même plusieurs arts chi-
« miques qu'il a créés. Je n'ai pas besoin de vous détailler les
« grands services qu'il a rendus à sa patrie, lorsqu'il a fallu,
« pour la sauver, substituer des moyens rapides aux procédés
« ordinaires du salpêtre et de la poudre; bien peu de citoyens
« avaient rendu des services aussi importants.

« Signé, BERTHOLLET. »

tives à l'industrie (1), il éclaira de ses conseils les manufac-
turiers et le pouvoir ; c'est ainsi qu'il savait rendre la
science aussi avantageuse pendant la paix qu'elle l'avait été
pendant la guerre. Le génie et le travail, comme la Provi-
dence dont ils sont les agents et les organes, se mettent au
niveau des circonstances qu'ils utilisent et des progrès
qu'ils accomplissent.

Tant de travaux avaient fixé les yeux sur Carny : la re-
nommée était venue le chercher, malgré lui pour ainsi dire.
Professeur au Muséum d'histoire naturelle, conservateur
de chimie à l'*Ecole centrale des travaux publics*, co-fon-
dateur, avec Monge et Lamblardie, de cet établissement
connu depuis sous le nom d'*Ecole polytechnique*, Carny
n'avait qu'à expliquer et continuer ses travaux pour arriver,
comme ses amis, par les places à la fortune, par le Corps
législatif aux dignités, et par l'Institut à la gloire. Ç'eût été
assez pour sa famille et pour lui-même, c'était trop peu
pour la patrie.

La France payait à l'étranger plusieurs millions de
francs (2) pour se procurer la soude nécessaire à son industrie; Carny résolut de l'affranchir de ce tribut énorme, et,
non content d'offrir, comme il l'avait déjà fait une fois, ses
quatorze procédés relatifs à la fabrication de la soude artificielle, et le privilége exclusif (3) qu'il avait, depuis 1788,
avec MM. de Bullion et Guyton-Morveau, pour extraire cet
alcali du sel marin ; *non content de faire à son pays un
sacrifice absolu de toutes ses lumières, lorsqu'elles peuvent*

(1) L'une de ces missions, le 1.er thermidor an II, avait pour
objet l'exploration de toutes les savonneries du département de
la Seine-Inférieure.

(2) Mémoire de Carny, 7 frimaire an II. Rapport de MM.
Darcet, Pelletier, Lelièvre et Giroud, 8 messidor même année.

(3) Arrêt du Conseil d'Etat, du 23 août 1788.

servir, même d'une manière éloignée, à la chose publique, il se décida, en bon citoyen (1), à mettre lui-même la main à l'œuvre.

Les salines de l'Etat laissaient perdre, sans aucune utilité, des dépôts considérables de *sulfate de soude et de chaux* provenant de la fabrication du sel marin; Carny conçut la pensée de faire servir ces matières perdues à la production de la soude artificielle.

Dès-lors il sollicite et obtient du ministre Chaptal (2), ami digne de le comprendre, l'autorisation de se rendre dans les salines de l'État, à Dieuze, pour mettre ce projet à exécution.

Les expériences préliminaires eurent lieu en 1801, et réussirent comme l'avait prévu leur auteur.

Le savant pouvait être content de ce nouveau succès, le bon citoyen ne l'était pas. Après les expériences qui montraient comment on pouvait fabriquer la soude en quantité illimitée, il fallait une vaste usine pour la produire ; il y avait là toutes les difficultés qui se rencontrent dans la

(1) Malgré l'abandon que Carny avait fait de son privilége, et la connaissance qu'il avait donnée de ses procédés qui n'étaient pas tous également susceptibles d'être employés en grand, il n'existait en 1801 qu'une petite fabrique de *soude brute* établie à St.-Denis, dirigée par MM. Leblanc et Dizé, dans laquelle on obtenait la soude par le procédé Leblanc, analogue, mais non identique à l'un des quatorze procédés de Carny.

(2) Ce chimiste renommé connaissait Carny depuis long-temps pour l'avoir vu à l'œuvre ; il lui conseilla même de placer dans les tonneaux, servant à triturer les matières, des barres transversales pour accélérer leur broiement et leur mixtion. Ce léger perfectionnement a sans doute été la cause d'une grave injustice commise à l'égard de Carny, dans la *Biographie des Contemporains*, où l'on prétend que Chaptal est auteur de l'invention qui appartient exclusivement à Carny. Cette erreur est d'autant plus inexcusable, que Chaptal lui-même, dans la 2e édition de

fondation d'un établissement inconnu ; Carny prévit (1) toutes ces entraves, sans se laisser rebuter par elles; parcimonie d'une compagnie inintelligente, incurie d'un gouvernement occupé d'autres soins, mauvais vouloir et tracasseries de la plupart des agents appelés à le seconder, il essuya tout sans se décourager, et presque sans se plaindre.

Sept années se passèrent dans les fatigues d'une attente pénible, ou dans les demi-mesures, plus insupportables que l'inaction elle-même.

ses *Eléments de chimie*, page 218 et suiv. du 1.er vol., où il décrit avec assez d'exactitude les moyens employés à Grenelle pour la rapide fabrication des poudres, en attribue tout l'honneur à Carny, dont le *procédé*, dit-il, *a produit* les plus heureux résultats.

Si le biographe de Chaptal avait eu le temps de remonter aux sources, il aurait appris qu'avant la construction de la poudrière de Grenelle, Carny avait fait l'expérience de son procédé dans la fabrique de M. Payen, sous les yeux de Monge , de Guyton-Morveau et d'Hassenfratz, nommés pour en faire le rapport, et que Chaptal n'était pas même membre de cette commission.

M. Charles Dupin, encore plus mal informé que le biographe de Chaptal, blessant tout à la fois, à son insu, le patriotisme et la vérité, dit, dans l'un de ses ouvrages, que *l'application de la presse à la confection des poudres* est due à un Anglais qui employait tout simplement un moyen connu chez nous depuis près d'un demi-siècle comme une propriété nationale. Carny fit bonne et prompte justice de cette assertion malencontreuse. La modestie particulière à cet excellent homme pouvait souffrir qu'on le dépouillât de sa gloire, mais elle n'allait pas jusqu'à permettre qu'on en déshéritât la France.

(1) Carny pouvait d'autant moins ignorer les obstacles à craindre pour une semblable fondation que, depuis le 7 frimaire an II, il offrait d'établir à Paris une *soudière modèle* ; c'est ce qui résulte de son remarquable Mémoire et du Rapport de MM. Darcet, etc., etc., cité note 2, page 59.

Ce ne fut qu'en 1808 (1) que le ministre Crétet (2), élargissant les bases de l'établissement de Dieuze, lui donna une utile impulsion. Malgré ces ressources nouvelles (3), la soudière ne suffisait pas à beaucoup près aux besoins de l'industrie, et Carny, qui s'y était décidément attaché en lui sacrifiant tout son avenir, proposa de porter la fabrication annuelle à *douze cent mille kilog.* de sel de soude à 80° en traitant directement les sels marins *défectueux* ou *surabondants* par l'acide sulfurique, et il fournit tous les plans qui se rattachaient à là production de cet acide. . Ce grand projet proposé en 1819, et ajourné par suite de la découverte du sel gemme à Vic, ne s'est réalisé qu'en 1826, par les soins intelligents de la compagnie Humann, et depuis lors les soudes fabriquées à Dieuze ont été portées annuellement à *quatre millions de kilogrammes* environ (4).

(1) Cependant, dès l'année 1803, étaient sortis des ateliers de Dieuze les premiers sels de soude fabriqués en grand, et livrés au titre alcalimétrique aux manufactures de glaces, aux principales verreries et savonneries en France et à l'étranger.

(2) Dans un mémoire présenté à Dieuze au ministre Crétet, Carny expose : « Que la disette d'alcali, qu'éprouve la France, « est funeste à son industrie et réclame un prompt remède. »

(3) Ces ressources consistaient dans la décomposition du muriate de soude par le sulfate de fer extrait des mines de Bouxviller.

(4) La soudière de Dieuze occupe continuellement 300 ouvriers auxquels elle donne du travail et du pain, et la quantité des produits n'a pas nui à leur qualité, puisque, dans le rapport pūblic sur l'exposition des produits de l'industrie, 24 juin 1838, il est dit : « Que la fabrique de Dieuze, comme celle de Bac- « carat, est dans une sphère de prospérité tellement élevée que « nos récompenses ne sauraient l'atteindre. » Ainsi la fabrique est restée digne de son fondateur, puisqu'un jour elle a été déclarée, comme lui-même, supérieure à toutes les récompenses.

Cependant la vieillesse était venue pour notre savant infatigable. Plus d'un demi-siècle de travaux périlleux et non interrompus, des embarras de tout genre, des malheurs de famille, une longue et pénible infirmité, exigeaient un repos jugé depuis long-temps nécessaire ; Carny dut s'y résigner enfin ; mais, en quittant Dieuze, il n'abandonna pas la soudière qu'il avait fondée, il la laissa sous la direction de son fils qui, depuis vingt ans, partageait ses travaux et était appelé à en être le continuateur (1). Retiré tout près de là, à Nancy, le fondateur veillait sur sa fondation, et au besoin il faisait chaque jour, dans son petit laboratoire, des essais qui s'exécutaient plus en grand dans la soudière.

C'est au milieu de ces préoccupations gardées jusqu'au dernier moment et embellies par de douces études littéraires, que Carny, âgé de 79 ans, mourut à Nancy, le 31 janvier 1830, entouré de sa famille et regretté de ses nombreux amis. Il repose à Dieuze au sein des populations pour lesquelles il avait été pendant trente ans un bienfaiteur et un modèle.

Les travaux de Carny se trouvent en partie mentionnés dans plusieurs ouvrages scientifiques, comme l'*Encyclopédie méthodique*, les *Éléments de Chimie* de Chaptal, le *Manuel de Chimie* de Bouillon-Lagrange, le *Dictionnaire de Chimie* de Klaproth, le *Dictionnaire technologique des Arts et Métiers*, etc.

Il a laissé à l'Etat des manuscrits, de nombreux mémoires, rapports, analyses sur les différentes branches de la Chimie manufacturière, dont il s'est plus particulièrement occupé.

Il était membre de la Société d'Encouragement de l'In-

(1) M. Carny fils a rempli honorablement cette tâche jusqu'au 31 décembre 1842, époque où a fini sa gestion pour compte de l'Etat.

dustrie nationale, correspondant de la Société académique des lettres, sciences et arts de Nancy, et dès sa fondation, en l'an III, membre de la commission de l'agriculture et des arts de Paris.

N'est-il pas étonnant que l'auteur des travaux ci-dessus mentionnés et de plusieurs autres passés sous silence, demandant l'oubli pour être utile, ait été pris au mot? Carny, par ses découvertes et leurs applications, par la création de la soudière artificielle de Dieuze, avait enrichi le commerce français de sommes qui s'élèvent certainement à plusieurs millions. Il a délivré son pays d'une sorte de tribut annuel payé à l'étranger, chez lequel on achetait les produits qu'on ne savait pas faire. Il a créé plusieurs établissements considérables, et a contribué pour une part importante à la fondation de l'École polytechnique, placée au premier rang dès son origine. Enfin, par ses procédés *rapides* de fabrication de la poudre, il avait réellement autant fait à lui seul pour sauver le pays, que les quatorze armées qui assurèrent son indépendance.

Et ce savant laborieux, cet homme sans reproche, ce citoyen éminemment utile, dans un temps où d'obscurs écrivains et des demi-savants devenaient sénateurs et ministres, où le simple soldat passait maréchal de France et roi, n'a pas même reçu la croix d'honneur !

La commission des armes et poudres lui avait dit après Fleurus : « *Qu'il trouverait sa récompense en lui-même.*» On aura pensé que ce mot était l'illustration la plus belle, et on s'est abstenu d'y rien ajouter. Heureusement que l'homme de vrai mérite, quand il s'agit même des plus nobles récompenses pour d'incomparables services, aime mieux les porter dans son cœur que dessus.

Est-il nécessaire, après ce qui précède, de dire que Carny a été un modèle, comme homme du monde, comme père de famille, comme ami, comme chef de fabrique ? Nous allions oublier de parler de ses vertus particulières, tant elles vont sans dire pour tous ceux qui l'ont connu; mais il sut se cacher si loin, si long-temps et si bien, que beaucoup n'ont pas eu ce bonheur ; c'est à ceux-là que nous disons qu'en lui les qualités et les talents, les vertus et les services étaient de même physionomie et de même taille, comme des jumeaux, qu'on distingue par le nom, mais qu'on ne peut séparer dans la pensée.

Pour Carny, l'utilité de l'application était tout, et la gloire de la découverte presque rien ; aussi *plusieurs*, à différentes époques et dans divers pays, ont été cités, honorés, récompensés pour des travaux qui lui appartenaient, et c'est tout au plus si on l'a décidé, *une fois* (1), à réclamer contre ces hommes qui s'approprient les idées d'autrui, qu'enfante le génie, comme le premier venu s'empare des herbes du chemin que produit la nature. Il dédaigna les pillards pendant sa vie, nous les dédaignerons après sa mort. Il est d'ailleurs si riche en inventions belles et fécondes, qu'on peut bien lui en laisser prendre quelques-unes sans trop l'appauvrir.

Carny, demeurant encore à Paris, vint le soir chez un ministre où se trouvait une nombreuse assemblée. C'était en hiver, il faisait froid, et un feu ardent brûlait dans le vaste foyer. Carny tire de sa poche une bûche qu'il jette dans les flammes.—Que faites-vous donc là, lui dit le ministre, surpris d'une telle excentricité dans un homme si sage ? — Rien, Monseigneur, je me débarrasse d'un fardeau, et je profite de l'occasion pour voir si mon bois est aussi bon que celui de Votre Excellence. Chacun se regarde, puis la conversation continue. A la fin de la soirée, au moment du départ, Carny reprend sa bûche, et dit en souriant : Il paraît, Monseigneur, que quelque lutin domestique n'a pas voulu faire à mon bois l'honneur de brûler avec le vôtre; me voilà donc obligé de remporter ma bûche.

(1) *Journal du Commerce*, 50 juillet 1810.

— On s'approche, on l'interroge, on observe ; la bûche noire est intacte, passe de main en main comme un prodige. Le savant avait trouvé le *bois incombustible.*

D'autres ont renouvelé depuis la même découverte, et l'on en faisait grand bruit il y a quelques années.

Carny n'ayant sans doute pas eu le temps d'appliquer son invention, n'y attacha jamais une grande importance ; nous imiterons sa réserve et nous nous garderons bien de donner à cette anecdote le poids d'une réclamation.

Mais il est une autre application de la science dont nous revendiquerons l'honneur pour sa mémoire, en raison de l'usage qu'on en fait et des services continuels qu'elle rend à l'humanité.

A la suite des désastres de 1814, le typhus vint désoler nos villes frontières, et particulièrement nos hôpitaux encombrés.... Carny, touché de ce danger public, prépare en toute hâte le *muriate suroxygéné de chaux pulvérulent,* nommé depuis *chlorure de chaux,* et il met cette matière désinfectante, l'une des plus puissantes qu'on connaisse, à la disposition des hospices de la localité. Les progrès du typhus s'arrêtent.

Avant Carny, personne, que nous sachions, n'avait substitué au chlore gazeux de Guyton le chlorure de chaux, qui lui est préférable. Nous devons donc, ne laissant pas prévaloir un ingrat oubli, frapper la pièce d'or au coin de l'inventeur, pour que le titre se conserve, et que la reconnaissance remonte, sans s'égarer, à la source du bienfait.

Il est des savants tellement absorbés dans la science qu'ils vivent étrangers au milieu du monde, ne savent pas se plier au train des affaires, et restent en quelque sorte à part au sein de leur famille. Carny sut être partout ce qu'il devait être. Il était bon père à ne pas craindre que ses enfants négligeassent ou son exemple ou ses conseils, et bon maître, au point de n'avoir que des ouvriers moraux et laborieux. Son temps, ses soins, toute sa vie se partageaient entre sa famille et ses ateliers.

Quant à sa fortune qui se fit et se défit trois fois pour ne plus se refaire qu'à moitié, elle appartenait à l'orphelin dans l'abandon; à ses amis dans la peine; à l'ouvrier intelligent qui méritait qu'on l'aidât pour s'établir ; au commerçant habile et intègre, digne qu'on s'associât à ses affaires pour en multiplier les chances; à l'homme studieux capable de concevoir de grands projets et privé des ressources nécessaires pour les exécuter; à tout le monde, selon les circonstances, les besoins, etc., etc.

La gaîté douce s'alliait merveilleusement en lui à une causerie spirituelle; une politesse exquise faisait aimer sa personne et popularisait son caractère; ses entretiens donnaient le calme sans ôter la joie; son amitié était inviolable, sacrée, envahissante, au point que, maintenant qu'il n'est plus, il suffit d'avoir été son ami, pour que deux hommes qui ne se connaissent pas se donnent la main, sûrs de se convenir et de s'entendre ; tant le nom de Carny qui les attache l'un à l'autre est inséparable de tout ce qui lie les hommes entre eux : vertu, science, honneur, et bonté !

Que manque-t-il à ce nom pour être à jamais célèbre? Rien, que d'être connu, il nous semble. Eh bien donc, qu'il le soit, et qu'en retour d'un grand mérite, l'avenir lui assure une grande gloire.

Puissent ces lignes écrites par un ami qui n'a vu le savant désintéressé que dans son œuvre impérissable, qui n'a visité l'homme modeste qu'au pied de son humble tombeau, devenir, en l'honneur de Carny, un monument durable comme le bien qu'il a fait; doux à sa mémoire, comme les bénédictions qu'il a méritées; national, comme les services qu'il a rendus !

(Revue du Travail.)

NOTICE

sur

LA VILLE DE LONS-LE-SAUNIER.

—

DESCRIPTION

DE LA VILLE,

de ses Environs, de son Industrie et de son Commerce.

———

Avant d'aborder le sujet auquel ces feuilles sont consacrées, l'on a jugé convenable de donner un aperçu de
quelques faits géographiques et statistiques du Jura, dont
la ville de Lons-le-Saunier est à peu près le centre.

La ville de Lons-le-Saunier faisait autrefois partie de
la Franche-Comté, province espagnole. Elle est la patrie
de Rouget-de-Lisle, auteur de la *Marseillaise.*

Elle est aujourd'hui chef-lieu du département du Jura.
Anciennement elle était appelée *Ledo Salinarius,* à cause
des nombreuses sources d'eau salée et des mines de sel
gemme qu'elle renferme.

Par sa position, elle relie les routes de Paris à Genève
et de Strasbourg à Lyon, et par conséquent est le centre
de communication, depuis les frontières de la Suisse et du
Piémont à ces différentes villes et à toutes les intermé-
diaires. Sa population est d'environ dix mille habitants, y
compris la garnison.

Elle est assise en plaine, au pied du premier plateau
du Jura : des collines et des vallons plantés de vignes et
d'arbres fruitiers l'entourent de tous côtés.

De charmantes et fraîches prairies dissipent cette uni-
formité et rendent les sites pittoresques et très variés.

On voit aussi une quantité considérable de maisons d'a-grément dans les vignes et les propriétés environnant la ville.

Elle est arrosée tout autour par deux rivières (*la Va-lière* partant du sud-est au sud, et le *Solvan*, de l'est au nord), se rejoignant à l'ouest et à la sortie de la ville, tels que le font le Rhône et la Saône à Lyon.

Les édifices publics modernes sont le Collége, la Caserne de gendarmerie, les Prisons cellulaires, le Palais de justice, le Grand-Séminaire, la Caserne d'infanterie, le Théâtre et les Halles.

Il y a à Lons-le-Saunier tribunal civil et correctionnel, cour d'assises, tribunal de commerce, justice de paix, conservation des eaux et forêts, et toutes les directions d'administration pour le département du Jura.

La ville, le théâtre, les magasins de commerce et tous les grands établissements sont éclairés au gaz. Elle renferme trois églises catholiques, un grand-séminaire et un temple protestant. Le culte israélite est à la veille d'y rétablir une synagogue. Les mœurs douces et affables, l'esprit d'ordre et de conciliation des Jurassiens, font disparaître toute espèce de rivalité et de discorde parmi ces différents cultes. L'harmonie et la tolérance la plus parfaite règnent entre tous.

Les étrangers y trouveront deux casinos, où ils seront admis sur la présentation d'un des membres.

Tous les journaux et beaucoup de livraisons périodiques seront à leur disposition.

Il y a une société d'émulation, dite société d'émulation du Jura, présidée par M. Chevillard, sous-intendant-militaire en retraite. L'institution et le but sont d'encourager les talents dans tous les genres; de favoriser l'essor et les progrès des arts libéraux, mécaniques, industriels; de populariser leurs découvertes, et de perfectionner les pratiques agricoles.

Elle accueille et publie dans ses comptes-rendus annuels les mémoires historiques, archéologiques, etc., ainsi que les morceaux de littérature et de poésie qui lui ont été adressés et qu'elle a jugés dignes de cet honneur.

Pour plus amples renseignements à cet égard, voir les Annuaires du département du Jura, par notre aimable et savant compatriote Désiré Monnier, membre de plusieurs sociétés savantes, et publiés chaque année par M. Frédéric Gauthier, imprimeur.

On pourra se les procurer chez tous les libraires du Jura.

L'étranger profitera avec plaisir de la bibliothèque publique de la ville ainsi que du musée départemental, qui vont être réunis dans les salles de l'Hôtel-de-Ville, nouvellement restaurées et appropriées à ces deux précieux établissements.

La bibliothèque contient cinq à six mille volumes d'ouvrages choisis.

L'on y trouve des manuscrits très curieux.

Chaque étranger y est reçu avec la plus grande politesse : il y pourra lire les ouvrages qu'il désirera, en prendre des notes pendant les heures qu'elle est ouverte au public.

Recommandé au bibliothécaire actuel, M. Guillermet, un de nos écrivains politiques distingués, littérateur spirituel, et dont l'obligeance ne laisse rien à désirer, l'étranger pourra, au besoin, avoir à demeure pour quelque temps les ouvrages qui lui seraient agréables.

Quant au musée départemental, on s'adressera à M. Nicolas Piard, chez qui l'on rencontrera de l'érudition et des connaissances variées.

L'on ne devra pas craindre d'abuser de sa complaisance et de sa politesse, car c'est un bonheur pour lui lorsqu'il rencontre l'occasion d'être utile et agréable.

Le collége de Lons-le-Saunier, sous la direction de M. Finot, principal actuel et professeur de philosophie, a pris une extension et un accroissement qu'il n'avait jamais eu jusqu'à présent.

C'est aux soins paternels du principal, au caractère ferme

et équitable des professeurs, aux fortes études et à leur bonne direction, que sont dûs ces avantages. La présence de jeunes gens de Paris, Lyon, et d'autres grandes villes, même d'Amérique, témoignent de la réputation dont il jouit aujourd'hui.

Il existe plusieurs pensionnats pour l'éducation des demoiselles, dont le principal est celui des demoiselles Bourcier. Situé dans une des positions les plus agréables de la ville, entouré de grandes cours et jardins, cet établissement, dont les salles d'études et les dortoirs sont vastes et bien aérés, ne laisse rien à désirer sous le rapport de la salubrité et de la santé des pensionnaires. Il y existe un gymnase pour faciliter le développement et procurer un divertissement agréable aux élèves. Les soins y sont maternels; quant aux études, nulle part on ne les trouvera plus étendues, plus variées. Tous les ouvrages manuels et d'agrément qui entrent dans l'éducation des demoiselles y sont exécutés sous les yeux des maîtresses et sous-maîtresses de pension.

Les autres pensionnats de demoiselles, également bien dirigés, sont ceux de MM.[lles] Devente, Roland, Mussillon, Daugea, Guy et Foulot. Il existe aussi un établissement de charité pour les orphelines, sous la direction de Mlle Bénier.

L'école normale des institutrices du Jura, située proche des bains d'eau minérale, a pour but de former, suivant les meilleures méthodes, des maîtresses pour l'enseignement primaire, élémentaire et supérieur.

Elle justifie aujourd'hui les espérances qu'elle avait fait concevoir dès le principe. La directrice et les sous-maîtresses rivalisent de zèle et de dévouement pour sa prospérité. De leur côté, les élèves répondent aux soins intelligents que l'on prend de leur éducation, et se distinguent par une conduite exemplaire et une application soutenue. Elles commencent à répandre dans les communes du département, avec le goût du travail, de l'ordre et de l'économie, une instruction sage, solide et appropriée aux besoins des populations.

L'hôpital civil et militaire, d'une architecture simple et gracieuse en même temps, est desservi par douze sœurs hospitalières et plusieurs novices. Il renferme environ cent lits; mais ce nombre en sera augmenté par l'addition de nouveaux bâtiments récemment construits.

La propreté, l'ordre, et les soins empressés et tout de dévouement que se plaisent à donner ces bonnes et vertueuses sœurs hospitalières, peuvent à juste titre faire considérer l'hôpital de Lons-le-Saunier comme le modèle de ces utiles établissements.

On s'étonne même qu'avec les faibles revenus qu'il a, il puisse faire tant de bien et procurer tant de soulagement aux malheureux.

Médecin, M. Jousserandot. Chirurgien, M. Buffet.

En visitant l'hôpital et ses jardins, on trouvera dans ces derniers une grotte artificielle composée de stalactites provenant des grottes de Baume; à la première vue, l'on n'y aperçoit point d'eau, mais, au moment où l'on s'y attend le moins, on voit arriver un filet d'eau qui, tombant de cascade en cascade, forme un ruisseau qui se perd dans les sables sous les pieds des spectateurs.

Cette œuvre de goût est due à l'intelligence et au travail de M. Eugène Valette, de Lons-le-Saunier.

Une chose que les étrangers ne pourront s'empêcher de remarquer en visitant les habitations de Lons-le-Saunier, c'est le portrait de notre vénérable et vertueux curé Marion, mort le 3 février 1820.

Se trouvant dans toutes les maisons, ils seront heureux de lire sa nécrologie que l'on doit à M. de Ronchaux, ancien conseiller de préfecture.

Dans les quelques lignes qu'il y a consacrées, il nous l'a dépeint tel que nous l'avons connu : ministre plein de zèle, ferme, mais indulgent quand il fallait l'être, prédicateur éloquent, parce que son cœur l'inspirait, persuasif, parce qu'il était persuadé ; l'abbé Marion joignait à ces qualités éminentes l'esprit le plus conciliant, la charité la plus étendue.

Il fit le bien à toutes les époques, parce que le sentiment du bien était dans son cœur, etc., etc.

Il faudrait la reproduire ici tout entière pour qu'elle soit appréciée comme elle le mérite : l'on a préféré laisser le plaisir de la lire à ceux qui en entendront l'éloge de la bouche des contemporains du curé Marion, et, même encore aujourd'hui, des adolescents qui ne l'ont connu que par la tradition de ses vertus évangéliques.

Les bâtiments de la Préfecture, d'une architecture ancienne, n'ont rien de remarquable. On vient d'en construire un nouveau pour le dépôt des archives.

INDUSTRIE LOCALE.

Chez M. Dumalanède, l'on trouvera, dans l'établissement même des eaux minérales, une scierie de marbres du pays et étrangers, un atelier de sculpture où se font toutes sortes de cheminées, mausolées, et enfin tout ce qui concerne les décors funéraires.

Il existe aussi à Lons-le-Saunier deux ateliers de sculpture sur bois, magasins de glaces, etc.

Ces deux établissements sont en pleine prospérité, grâce aux talents des chefs de ces établissements.

Ce sont MM. Bourgeois et Forestier, auxquels on peut s'adresser en toute confiance pour tout ce qui concerne leur art et leur industrie. Sous les arcades, on trouvera chez M. Marmorat et chez M. Bernard, tapissiers, tout ce qui concerne l'ameublement, tel que chaises, fauteuils, divans, étoffes pour rideaux et tentures, sommiers élastiues, etc.

On y trouve deux imprimeries, celle de M. Frédéric Gauthier et celle de M. Courbet.

Il existe aussi deux lithographies, celle de M. Frédéric Gauthier, imprimeur, et celle de M. Robert, Adolphe, rue Saint-Désiré. A cette industrie, M. Robert y a joint une autographie, papeterie, commissions en librairie , cabinet littéraire. Il achète, vend et échange tous les objets d'art anciens et modernes ; il se charge d'encadrements et réparations de tableaux et gravures.

On y trouvera un daguerréotype, où, à l'ombre, et en 5 ou 10 secondes, l'on a des portraits parfaitement ressemblants ; il les fait grands ou petits, à la volonté des personnes qui l'honorent de leur confiance.

Prix du portrait : de 3 à 15 francs.

Lons-le-Saunier possède quatre librairies ; ce sont celles de MM. Escalle, Marmorat, Gauthier sœurs et Brillet. Ces maisons tiennent également tout ce qui concerne la papeterie et les fournitures de bureaux.

L'étranger trouvera deux cabinets littéraires complets, ceux de MM. Nachon et Marmorat.

M. Dunand, fondeur sur métaux, a, depuis long-temps, formé un établissement de toutes sortes de pompes, mais principalement de pompes à incendie, dont la force, la solidité et le bon marché lui en assurent un grand débit.

Il a pareillement établi une fonderie de cloches qui est très avantageuse pour le département et ceux environnants ; n'étant plus obligés de les faire venir des endroits éloignés comme on le faisait autrefois. D'ailleurs, ses prix sont très modérés et très avantageux.

Une industrie locale, qui n'a point de rivale au loin, est celle de la culture des melons printaniers. Leur qualité et leur primeur leur ont fait une telle réputation, qu'ils sont enlevés, au printemps et en été, pour Paris, Strasbourg, Lyon, Marseille, Genève et autres villes éloignées.

Les principaux producteurs de ce fruit sont MM. Malfroy, Prost, Perraud aîné , Dangin, Lombard , Perraud, cadet, Grand, Damelet, Constant, veuve Colin et autres.

L'exportation peut être évaluée à environ trente mille fr. par an.

La consommation dans la ville et les environs peut encore au moins l'être à la même somme.

Il existe aussi trois jardins de fleurs, plantes étrangères, serres chaudes, appartenant à trois amateurs qui se font un plaisir de laisser visiter ces objets d'agrément. Ce sont MM. Cortambert, Châtel et Candide Clerc.

—

Il se fait aussi à Lons-le-Saunier une exportation considérable de volailles et gibier pour Genève et la Suisse, Besançon, Lyon et Strasbourg.

—

Les vins en général qui se récoltent dans le Jura sont de bonne qualité et se conservent très bien.

Les meilleurs crûs sont ceux de Salins, les Arsures, Arbois , Poligny, Château-Chalon, Menétru, Frontenay, Voiteur, Perrigny , Conliége , Saint - Laurent-la-Roche, Grusse, Rotalier, Vincelles, Courbouzon, Lons-le-Saunier, Vernantois.

Un vin qui ne se trouve que dans une localité du Jura, et que l'on appelle *vin de garde*, et un autre *vin de paille*, de Château-Chalon, sont très recherchés des gourmets.

Nul autre pays n'en fournit dë pareil, soit en France, ou à l'étranger ; il n'entre pas dans le commerce et n'est bu que par les personnes riches du pays et à l'étranger, son prix étant de 5 à 10 francs la bouteille. L'étranger qui en boit ne peut croire que ce vin ait été produit dans le Jura; le vin de garde se prend pour du Madère, et le vin de paille pour du Kérès ou du Malaga. On ne commence à boire ces vins de Château-Chalon qu'au bout de 10, 15, ou 20 ans. Plus ils sont vieux, plus ils acquièrent de qualité et de valeur.

Un autre vin qui est en grande réputation, c'est le vin blanc de l'Étoile et dë Quintigny.

Par sa douceur et par sa mousse, il peut rivaliser avec le Champagne.

Les amateurs et connaisseurs du pays le préfèrent même à ce dernier.

M. Cordier, capitaine d'artillerie légère en retraite, M. Chevillard, sous-intendant militaire en retraite, M. Mignerot, de Desnes, et M. Trécour possèdent les meilleures vignes du canton.

Plainoiseau, village sur la route de Besançon, au revers de la côte de l'Étoile, à une lieue de Lons-le-Saunier, en produit aussi de l'excellent, et qui, en partie, peut rivaliser avec ceux de l'Étoile et de Quintigny.

Beaufort, Sainte-Agnès, Cesancey, Saint-Didier, Montaigu et Savagnat, autres villages proche Lons-le-Saunier, en produisent aussi de très bon; mais, en général, nul ne vaut celui de l'Étoile et de Quintigny.

L'on trouvera à Lons-le-Saunier des fabriques de vin dit de Champagne.

La principale et la plus considérable est celle de M. Billot.

Le vin blanc dont ces fabricants se servent étant de première qualité, leurs vins, dits de Champagne, s'en ressentent nécessairement ; aussi, les confond-on avec les mêmes d'Aï, d'Épernay ou de Reims. Il se vend 1 fr. 50 à 1 fr. 75 la bouteille.

—

Il y a dans l'intérieur de la ville deux brasseries de bière, et une sur la route qui conduit au bourg de Conliége.

La première est à M. Martin Stemmer et les deux autres à M. Gross.

La bière que l'on y fabrique est de très bonne qualité, et se vend tant dans la ville qu'aux environs. Il s'en vend une grande quantité dans nos montagnes.

—

La rue du Commerce, anciennement rue des Arcades, servira de promenade agréable dans les jours de mauvais temps ou de grande chaleur. Etant asphaltée des deux côtés, on s'y promène à l'ombre et agréablement comme dans un salon.

De beaux magasins de toute sorte d'objets sont sous les Arcades de chaque côté de la rue, où l'étranger trouvera tout ce qu'il pourra désirer.

Nulle part l'étranger ne trouvera une localité où l'on puisse se procurer plus d'agréments sous le rapport de la vie culinaire. Vins, viandes, volailles, gibier, poisson de première qualité, tout y abonde.

Il y a quatre hôtels de premier ordre. Ce sont les hôtels Garnier, le Chapeau-Rouge, l'hôtel de Paris et celui de la Cloche.

Il y en a beaucoup de second, où l'on sera de même très bien. Ce sont ceux du Grand-St.-Vernier, l'hôtel de St.-Claude, Travaillot, Pernot, le Mont-Jura, Besançon, rue Lafayette, et autres, où l'on trouvera des chambres et des pensions si l'on veut.

La ville de Lons-le-Saunier, par sa position au pied du Jura, est alimentée de tous les côtés par des sources d'eau, dont la fraîcheur et la bonté n'ont rien à envier à aucune localité.

Aussi la quantité de fontaines que l'on rencontre à chaque pas contribuent-elles à sa propreté et à la salubrité.

Sans amoindrir en rien les obligations que les habitants de Lons-le-Saunier ont aux administrations municipales antérieures à celle de M. Bouquet, nous nous plaisons à payer ici un juste tribut d'éloges et de remercîments à ce probe et intelligent administrateur. C'est à lui que nous devons la Caserne, le Théâtre, les Halles, les embellissements de l'Hôtel-de-Ville, le vaste Champ de Foire aux chevaux, ainsi que beaucoup d'autres constructions et améliorations.

C'est par l'économie bien entendue, par le sage emploi des

deniers de la ville, que **M**. Bouquet est parvenu en peu de temps à effectuer toutes ces constructions et améliorations. Aujourd'hui, et plus tard, elles seront d'un grand produit pour l'octroi de la ville, ainsi que pour les habitants, et contribuent beaucoup à l'embellissement de la ville.

—

Le théâtre, situé au centre de la ville, sur la place de la Liberté, est d'une architecture élégante et gracieuse. Tout autour, dans le bas, sont des magasins et des cafés. Dans le milieu existe un bazar pour le déballage de marchands étrangers: il peut aussi servir pour de grandes réunions.

Le Théâtre peut contenir environ dix-huit cents spectateurs. L'on a pu en juger dernièrement dans une représentation de la *Tour de Nesle*, où un amateur de notre ville, le citoyen Ferdinand Vulpillat, ex-maréchal-des-logis chef de hussards, remplissait le rôle de *Buridan*. Sa coopération à cette représentation y avait attiré une si grande affluence d'amateurs et de curieux, que l'on fut obligé de refuser encore au moins 4 ou 500 personnes. Il a joué ce rôle à la satisfaction générale, et a reçu les applaudissements unanimes que son talent et sa bonne action méritaient.

—

Il y a à Lons-le-Saunier, tous les premiers jeudis de chaque mois, une foire considérable de chevaux venant de tous les cantons de la Suisse, de nos montagnes, et de tous les pays environnants. Ils sont achetés en grande partie par des marchands de Lyon, de Chalon et du Midi.

—

Les forges du Jura produisent du fer de première qualité. Il y en a plusieurs dans les environs de Lons-le-Saunier.

Les principales sont à Baudin, Siam, Champagnole, Pont-du-Navoy, Clairvaux, Pont-de-Poitte et Morez.

Il y a aussi des hauts-fourneaux pour la fonte du minerai et de la fonte.

L'on trouve près de Lons-le-Saunier, sur la route de Conliége, un établissement pour la fonte en seconde fusion. On y moule et on y fond toutes les pièces pour mécaniques, horlogerie, tourne-broches, etc.

Il est très bien dirigé par MM. Preney père et fils.

—

On trouvera aussi sur la même route, et à la même distance, un moulin de commerce et une huilerie mécanique qui ont pris une grande extension entre les mains de M. Girod père, mécanicien habile et intelligent. Cet établissement continue de prospérer par les soins des frères et sœurs Girod.

Un omnibus et des voitures à volonté y conduisent à toute heure de la journée.

—

Les touristes et les amateurs d'antiquités pourront recourir, avec fruit et agrément, aux Annuaires du Jura pour la partie historique, archéologique et statistique du Jura. Ils y trouveront tous les renseignements désirables.

—

Ils visiteront avec plaisir les roches de Baume-les-Messieurs, les grottes de Revigny, l'ancienne abbaye de Château-Chalon; les châteaux du Pin, d'Arlay, ce dernier appartenant au prince d'Aremberg; ceux de Pymont, Montaigu, Bynans, Beauregard, celui de Publy, et tant d'autres qui ont été détruits par Louis XIV lors de sa conquête de la Franche-Comté. Ils visiteront aussi avec plaisir l'église de St.-Etienne-de-Coldre, l'ancienne sénatorerie de M. Vernier à Mont-Orient, deux sites d'où l'on jouit d'un vaste et agréable coup-d'œil.

Dans des jours de délassement, ils pourront aller se promener à Bletterans, joli bourg à 2 lieues de Lons-le-Saunier.

Dans leur excursion à Château-Chalon, ils trouveront à Voiteur, à l'hôtel du Cerf, de ce fameux vin de *paille* et de *garde* de Château-Chalon, ainsi que dans d'autres hôtels.

Le bourg de Conliége sera aussi un but de promenade agréable; on y trouvera tous les rafraîchissements désirables.

Quand on voudra faire aussi d'autres excursions d'une ou deux journées, on ira à Bourg visiter l'église de *Brou*; à Pierre, visiter le château et le parc de M. le général de Thiars; la ville et le beau pont de fil de fer de St.-Claude; les fortifications des *Rousses*; les forges de Champagnole, celles de Clairvaux et du Pont-de-Poitte; le saut de Saisse, au bas duquel on construit les radeaux qui transportent à Lyon et dans le midi les sapins de nos montagnes. On trouvera à cet effet des voitures à volonté pour tous les pays, et dont le prix n'est pas élevé.

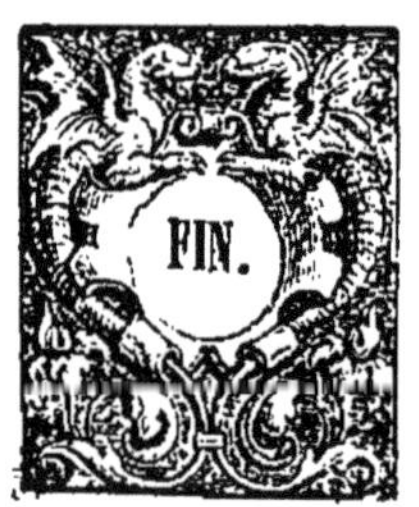

TABLE

des

MATIÈRES CONTENUES DANS LA PRÉSENTE NOTICE.